神经阻滞应用解剖学

游言文　郝莉　徐玉英 ⓒ 主编

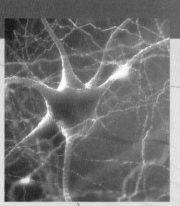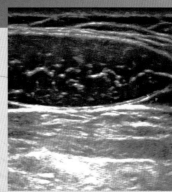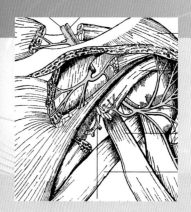

郑州大学出版社

图书在版编目(CIP)数据

神经阻滞应用解剖学／游言文，郝莉，徐玉英主编. — 郑州：郑州大学出版社，2023. 9
ISBN 978-7-5645-9845-7

Ⅰ.①神… Ⅱ.①游…②郝…③徐… Ⅲ.①神经阻滞麻醉－应用－解剖学－教材
Ⅳ.①R322

中国国家版本馆 CIP 数据核字(2023)第 149895 号

神经阻滞应用解剖学
SHENJING ZUZHI YINGYONG JIEPOUXUE

策划编辑	李龙传		封面设计	王　微
责任编辑	张　楠		版式设计	王　微
责任校对	吕笑娟		责任监制	李瑞卿

出版发行	郑州大学出版社		地　　址	郑州市大学路 40 号(450052)
出 版 人	孙保营		网　　址	http://www.zzup.cn
经　　销	全国新华书店		发行电话	0371-66966070
印　　刷	河南文华印务有限公司			
开　　本	889 mm×1 194 mm　1 / 16			
印　　张	10.75		字　　数	263 千字
版　　次	2023 年 9 月第 1 版		印　　次	2023 年 9 月第 1 次印刷

| 书　　号 | ISBN 978-7-5645-9845-7 | | 定　　价 | 69.00 元 |

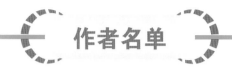

作者名单

主　编　游言文　郝　莉　徐玉英

副主编　田新红　王　勇　郭艳桦
　　　　　于世奇　游明灿

编　委（以姓氏笔画为序）
　　　　　于世奇（河南中医药大学）

　　　　　王　勇（郑州大学第一附属医院）

　　　　　王海涛（郑州大学第一附属医院）

　　　　　田新红（河南中医药大学）

　　　　　郝　莉（河南中医药大学）

　　　　　徐玉英（河南中医药大学）

　　　　　郭艳桦（河南中医药大学）

　　　　　游言文（河南中医药大学）

　　　　　游明灿（河南中医药大学）

前　言

现代麻醉技术的发展,使许多复杂的外科手术成为可能。麻醉新技术的推广,使麻醉并发症明显减少,大大提高了围手术期的医疗质量和安全性。神经阻滞术通常是指通过药物阻断神经传导功能实施临床麻醉和疼痛治疗的一项技术,具有对机体影响小、术后镇痛良好、患者术后恢复快及节省医疗费用的优点。近年来,现代超声技术成为很多临床学科突破的"利器",麻醉学也不例外,超声已成为麻醉科医生至关重要的"第三只眼"。超声成像于1978年首次应用于神经阻滞领域,当时是使用离线技术标记锁骨上动脉的位置作为臂丛的代替标志,间接完成了锁骨上臂丛神经阻滞。直到1994年,随着超声仪器的进步,才真正在超声引导下完成锁骨上臂丛神经阻滞。现在,超声引导下神经阻滞技术已在疼痛治疗领域取得广泛应用。超声引导下,可实时观察目标神经及其周围结构、穿刺针的行进路线、局麻药的扩散情况等,实现了神经阻滞的可视化,明显提高了麻醉操作的精准性和安全性,避免了传统操作反复穿刺给患者带来的痛苦。

在实际操作过中,很多麻醉医师对人体神经解剖的认识不足,不能将神经解剖学和超声成像有效地结合起来,极大限制了神经阻滞技术的开展。因此为了能够帮助大家提高对超声引导下神经阻滞这项技术的掌握能力,我们编写了这本《神经阻滞应用解剖学》。本书分两篇,上篇介绍了周围神经系统的解剖学基础知识,以解剖图片、文字相结合的方式介绍了周围神经系统的解剖学特点,帮助临床医师在做这些区域神经阻滞时更好地理解解剖学结构,下篇详细介绍了超声引导下常见的周围神经阻滞,每节均将解剖学基础和神经阻滞术操作应用结合在一起,并配有清晰易懂的解剖图示和超声引导下神经阻滞术图示。本书语言精练,图文并茂,注重规范、安全和实用性,适合麻醉和疼痛专业的学生深入系统学习。

本书历时3年,经多位专家的共同努力,终成大集,但难免有疏漏之处,敬请各位同道不吝赐教。因能力和时间有限,或许存在一些纰漏,敬请各位读者谅解和指正。

《神经阻滞应用解剖学》编写组

2023年5月

目 录

上篇　周围神经系统

下篇　超声引导下常见周围神经阻滞的应用解剖

上 篇

周围神经系统

第一章

周围神经系统概述

周围神经系统是指除中枢神经系统以外、分布于全身各处的神经结构和神经组织,在结构上与中枢神经系统的脑和脊髓相连,又借各种末梢装置分布于全身各处,从而实现中枢神经系统与身体各系统器官和组织的功能联系。

根据与中枢相连的部位将周围神经分为两个部分,其中与脑相连的部分称为脑神经,共12对;与脊髓相连的为脊神经,共31对。又因脑神经和脊神经中的纤维成分分布于身体的部位不同,于是根据神经分布的部位,将周围神经分为两个部分:分布于全身的皮肤和运动器官的神经纤维称为躯体神经,分布于内脏、心血管和腺体的神经纤维称为内脏神经。

综上所述,周围神经被分成了4个部分,即脑神经、脊神经、躯体神经和内脏神经,然而这4个部分并不是完全独立的,实际上,无论是脊神经还是脑神经均含有躯体神经纤维和内脏神经纤维。躯体神经和内脏神经都需经脑神经或脊神经与中枢神经系统相连,因此,为了叙述的方便,往往将周围神经系统分为三大部分,即脊神经、脑神经和内脏神经。

从功能上分析,脑神经、脊神经和内脏神经都由传导感觉和运动信号这两个部分组成,所以三者均可分为感觉神经和运动神经两大成分。感觉神经将神经冲动由全身各部的感受器向中枢内传导,又称为传入神经;运动神经将神经冲动由中枢神经系统传出至全身各部的效应器,又称为传出神经。内脏神经中的运动纤维支配心肌、平滑肌的收缩及腺体的分泌,其对效应器活动的管理通常不受大脑意识的直接控制,故又将该部分神经纤维称为自主神经系统(又称内脏神经系统,旧称植物神经系统)。内脏运动神经中根据神经纤维的不同形态学特点及对效应器的作用不同又将其分为交感神经和副交感神经两大部分。

周围神经系统包括分布于身体各处的神经、神经节、神经丛和神经终末装置等。神经元胞体发出的长突起与包裹在其外面的由神经胶质细胞(施万细胞)形成的被膜(髓鞘)组成了神经纤维。髓鞘主要是由蛋白质和类脂质构成的轴突外的同心圆板层,有一定绝缘作用,以保证轴突高速传导电信号的功能。根据神经纤维是否具有髓鞘而将其分为有髓纤维和无髓纤维两种。多条神经纤维由神经束膜所包被形成神经束,粗细不等的神经束由一层疏松结缔组织构成的神经外膜包被,组成神经。躯体神经多呈条索状走行并分布于全身的骨骼肌和皮肤,内脏神经大部分以相互交织形成的神经丛分布于平滑肌、心肌和腺体。

在周围神经系统的某些特定部位有神经元胞体聚集形成的结构,称为神经节。神经节可分为脑神经节、脊神经节和内脏运动神经节,其中脑神经节连于脑神经,节内多为假单极或双极神经元。脊神经节在椎管内连于脊神经后根,节内为假单极神经元,两者均属于感觉性神经节;内脏运动神经节大小形态各异,为多极神经元,又可以分为交感神经节和副交感神经节。

周围神经的损伤和再生:周围神经中的神经纤维因外伤或其他原因与神经元胞体离断后,其结构会发生崩解和破坏,这种过程称为神经纤维溃变。神经纤维的溃变一般发生在与胞体离断数小时以后,此时其轴突和髓鞘首先出现膨胀和崩解,继而纤维崩裂为碎片、液化为小滴状。自神经纤维损伤离断处向纤维的远侧段发生的溃变称为顺行溃变;自损伤处向神经纤维近侧段发生的溃变称为逆行溃变。在神经纤维发生溃变的同时,其胞体也会出现损伤性反应,表现为胞体肿胀,细胞核移向胞体一侧,尼氏体发生溶解消失,或固缩变形。损伤严重时可导致神经元死亡。神经纤维在受到损伤、发生溃变后的第 2~3 周,受伤的神经元胞体及其纤维会出现结构的修复和功能的恢复过程,这一现象称为神经纤维的再生。再生的过程首先表现为胞体的尼氏体逐渐恢复正常形态,胞核回到胞体中央,继而与胞体相连的神经纤维的轴突向远侧段生出多条幼芽。这些幼芽穿过损伤处的组织间隙,沿着仍然存活的施万细胞索向远侧段生长,最后到达原来所分布的组织器官。在施万细胞索中生长的轴突幼芽继续增粗,髓鞘也逐渐形成,神经纤维的功能也随之逐渐恢复。与此同时,其余未到达靶器官的幼芽则退化或消失。

第二章

脊神经

第一节 脊神经的构成与典型分支

一、脊神经的构成、分布和纤维成分

脊神经共 31 对,每一对脊神经与一个脊髓节段相连,由前根和后根组成,前根连于脊髓前外侧沟,一般由运动性神经根丝构成,包括躯体运动和内脏运动纤维成分;后根连于脊髓后外侧沟,一般由感觉性神经根丝构成,包括躯体感觉和内脏感觉纤维成分。前根和后根在椎间孔处汇合成为一条脊神经,于是,脊神经中包含了前根和后根中的运动神经纤维和感觉神经纤维,所以是混合性。脊神经后根在椎间孔附近有椭圆形的膨大,称脊神经节,其中含有假单极神经元,假单极神经元的中枢突构成了脊神经后根的主要部分,其周围突随脊神经分布至全身的感受器。

根据脊神经与脊髓的连接关系,可将其分为 5 部分,颈神经 8 对,胸神经 12 对,腰神经 5 对,骶神经 5 对和尾神经 1 对。

所有脊神经都经同位序数椎体上方或下方的椎间孔穿出椎管或骶管,具有特定的位置关系。第 1 颈神经通过寰椎之上与枕骨之间的间隙穿出椎管,因此又称为枕下神经,第 2 ~ 7 颈神经通过同位序数颈椎上方的椎间孔穿出椎管,第 8 颈神经则在第 7 颈椎下方与第 1 胸椎之间的椎间孔穿出椎管,所有的胸神经和腰神经都经同位序数椎骨下方的椎间孔穿出椎管,第 1 ~ 4 骶神经从同序数的骶前孔和骶后孔穿出骶管,第 5 骶神经和尾神经则经骶管裂孔穿出。

由于椎管相对脊髓较长,各部椎体高度和椎间盘厚度不同,因此,不同部位的脊神经前、后根在椎管内的走行方向和走行距离有明显差别。颈神经根最短,行程接近水平,胸神经根较长,斜向外下走行,腰、骶、尾神经根最长,在椎管内行程近乎垂直,它们在通过相应的椎间孔之前,围绕终丝在椎管内下行较长一段距离,共同形成马尾。

由于脊神经前、后根合成的脊神经干均在椎间孔处穿出椎管,在椎间孔处,脊神经有如下重要

毗邻:其前方为椎体及椎间盘,后方为关节突关节和黄韧带,上方是上位椎骨的椎下切迹,下方是下位椎骨的椎上切迹。因此脊柱的病变如:椎间盘脱出、椎骨骨折、骨质或韧带增生都会累及脊神经,出现感觉和运动障碍。另外,进出椎间孔的还有伴随脊神经一起走行的脊髓动脉、静脉的分支和脊神经的脊膜支等。

脊神经的前根由脊髓前角运动细胞发出的躯体运动纤维、脊髓胸$_1$～腰$_3$节段侧角细胞发出的内脏运动交感神经纤维及脊髓骶$_2$～骶$_4$节段副交感神经元发出的内脏运动副交感神经纤维组成,后根主要由脊神经节内假单极神经元的中枢突组成,为感觉神经纤维,脊神经由前根和后根合并而成,包含了4种纤维成分(图2-1)。

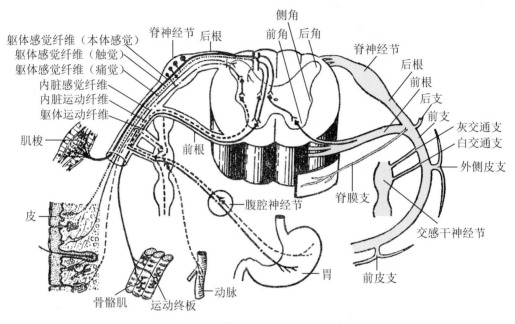

图2-1 脊神经的组成、分支和分布

1.躯体感觉纤维　来自脊神经节内的假单极神经元,其中枢突构成脊神经后根进入脊髓,其周围突参与组成脊神经,随脊神经分布于皮肤、骨骼肌、肌腱和关节。将皮肤的浅感觉(痛、温觉和触觉等)和肌、腱、关节的深感觉(位置觉、运动觉和震动觉等)冲动传入中枢。

2.内脏感觉纤维　来自脊神经节的假单极神经元,其中枢突构成脊神经后根进入脊髓,其周围突分布于内脏、心血管和腺体,将这些结构的感觉冲动传入中枢。

3.躯体运动纤维　脊髓前角细胞的轴突,经前根进入脊神经,分布于躯干和四肢的骨骼肌,支配其随意运动和维持肌张力。

4.内脏运动纤维　发自胸$_1$～腰$_3$节段脊髓侧角(交感神经低级中枢)或骶$_2$～骶$_4$节段副交感核(副交感神经低级中枢),节前纤维经白交通支至交感干,在椎旁节或椎前节换神经元,节后纤维分布于内脏、心血管和腺体,支配心肌、平滑肌的运动,控制腺体的分泌。

二、脊神经的典型分支

脊神经干很短,出椎间孔后立即分为4支:前支、后支、脊膜支和交通支。

1.脊膜支　也称窦椎神经。每条脊膜支都接受来自邻近的灰交通支或来自胸交感干的分支,然后再经椎间孔返入椎管,分成横支、升支和降支,相邻脊神经的升支和降支相互吻合,在脊髓的前、后形成脊膜前丛和脊膜后丛,该丛纵贯脊髓全长,并伸延至颅内。由丛发出分支,分布到脊膜、血管、椎骨的骨膜、韧带及颅后窝的硬脑膜。

2.交通支　为连于脊神经与交感干之间的细支。其中发自脊神经连于交感干的为白交通支,多由有髓纤维构成。而发自交感干连于脊神经的称为灰交通支,多由无髓纤维构成。

3.后支　为混合性,除第1、第2颈神经后支较粗大外,其余各脊神经后支均较前支细小,经相邻椎骨横突之间或骶后孔向后走行,除骶神经外,一般脊神经后支绕上关节突外侧向后行至相邻横突之间再分为内侧支和外侧支,它们又都分成肌支和皮支:肌支分布于项、背、腰、骶部深层肌;皮支分布于枕、项、背、腰、骶、臀部的皮肤。其中第1颈神经后支较粗大称枕下神经;第2颈神经后支的皮支粗大称枕大神经,分布于枕项部皮肤;第3颈神经后支的内侧支穿过斜方肌称为第3枕神经,分布于枕下区皮肤。第1腰神经~第3腰神经后支的外侧支较粗大,其皮支分布于臀上部皮肤,称为臀上皮神经。第1骶神经~第3骶神经后支的皮支分布于臀中部皮肤,称为臀中皮神经。

腰神经后支及其分支行程中分别经过横突、关节突及韧带所构成的骨纤维孔,以及腰椎乳突与副突间的骨纤维管,或穿过胸腰筋膜裂隙,在正常情况下这些孔、管或裂隙对通行其内的血管、神经有保护作用,若孔、管周围骨质增生或韧带硬化则会造成对腰神经后支的压迫,常是造成腰腿痛的重要原因。

4.前支　粗大,为混合性,分布于躯干前外侧和四肢的肌肉与皮肤等。人类胸神经前支保持原有的节段性走行和分布,其余各部脊神经前支分别交织成丛,形成了4个神经丛,即颈丛、臂丛、腰丛和骶丛,由各丛再发出分支。脊神经走行分布规律如下。

(1)较大的神经干多与血管伴行,行于同一个结缔组织鞘内,构成血管神经束,多行于关节屈侧,分浅部分支和深部分支。

(2)较大神经的分支一般分为皮支、肌支和关节支。皮支从深面穿过深筋膜浅出于皮下,可与浅静脉伴行分布,主要含躯体感觉纤维和内脏运动纤维(其中躯体感觉纤维管理躯干和四肢的浅、深感觉,内脏运动纤维支配血管平滑肌、竖毛肌的运动及汗腺的分泌)。肌支多从肌的近侧端、起点附近发出并伴血管一起入肌,主要含躯体运动和躯体感觉纤维。关节支在关节附近发出,一条较长的神经多分支分布于数个关节,一个关节也可同时接受几条神经的关节支,关节支主要由躯体感觉纤维组成。

(3)胚胎发育过程中,某些大神经的伴行血管可退化而不显著。如成人坐骨神经则无伴行血管。

(4)分布区有一定的节段性和重叠性。

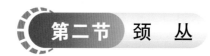

第二节 颈 丛

一、颈丛的组成和位置

颈丛由第1~4颈神经前支构成。位于上4个颈椎的外侧,肩胛提肌和中斜角肌的前方,胸锁乳突肌的深面。除第1颈神经前支外,其余3条颈神经前支都分成升、降两支,相互联合、交织成袢,再由袢发出分支分布至颈部的肌肉、膈及头、颈、胸部的部分皮肤(图2-2)。

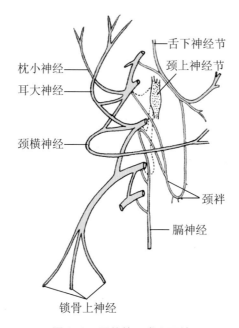

图 2-2 颈丛的组成和颈袢

二、颈丛的分支

颈丛的分支包括行向表浅的皮支,分布至深层肌肉的肌支和膈神经及其他神经的交通支(图2-3)。

皮支主要有枕小神经、耳大神经、颈横神经和锁骨上神经,集中于胸锁乳突肌后缘中点附近浅出,再辐射状分布,其浅出位置,是颈部浅层结构浸润麻醉的一个阻滞点。

颈丛皮支的体表投影:在胸锁乳突肌深面集中后,从该肌后缘中点附近浅出,然后分开行向各方,分布于一侧颈部皮肤。

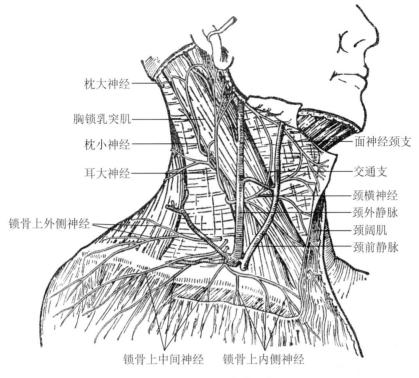

枕大神经

胸锁乳突肌

枕小神经

耳大神经

面神经颈支

交通支

颈横神经

颈外静脉

锁骨上外侧神经

颈阔肌

颈前静脉

锁骨上中间神经　锁骨上内侧神经

图2-3　颈丛皮支的分布

1. 枕小神经　纤维来自第2、3颈神经前支(图2-3),从颈丛发出后钩绕副神经,沿胸锁乳突肌后缘上升,至头部附近穿出深筋膜,越胸锁乳突肌止点的后部,在耳郭的后方上升到头的侧面,分布至耳郭的后上部,耳郭内面上1/3,乳突部及枕部外侧区的皮肤,并与耳大神经、枕大神经和面神经的耳后支相联系。

枕小神经的走行及体表投影:沿胸锁乳突肌后缘上行,分布于枕部及耳郭背面上部的皮肤。

2. 耳大神经　为颈丛最大的分支(图2-3),起自第2、3颈神经前支,从颈丛发出后,绕胸锁乳突肌后缘,向前上方斜过胸锁乳突肌表面,穿深筋膜,在颈阔肌和颈外静脉深面,向下颌角的方向上行至腮腺处,分为前、后两支,前支经腮腺表面,分布于腮腺表面及覆盖咬肌下部的面部皮肤,并与腮腺内的面神经分支相联系。后支分布于乳突表面、耳郭背面、耳甲及耳垂的皮肤。

耳大神经的体表投影:在胸锁关节与乳突尖连线的中、上1/4范围内穿出,向前上方经过乳突尖与下颌角连线的中1/3处,或由胸锁乳突肌后缘中点至耳郭后面的连线为耳大神经的投影线。

3. 颈横神经　又名颈前皮神经,由第2、3颈神经前支的纤维组成(图2-3、图2-4),于胸锁乳突肌后缘中点处钩绕该肌,沿其表面横行向内,至胸锁乳突肌前缘处穿深筋膜浅出,分布于颈部皮肤。

颈横神经的体表投影:由胸锁乳突肌后缘中点向前与该肌长轴垂直的引线。

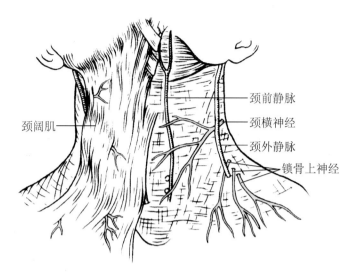

颈阔肌

颈前静脉
颈横神经
颈外静脉
锁骨上神经

图2-4　颈横神经和锁骨上神经

4. 锁骨上神经　以一条总干起于第3、第4颈神经前支(图2-3、图2-4),在起始部常与斜方肌的肌支联合,在从胸锁乳突肌后缘中点处穿出前又分开,从该肌后缘穿出后在颈深筋膜浅层和颈阔肌深面下行,在锁骨附近浅出。分成锁骨上内侧神经、锁骨上中间神经和锁骨上外侧神经。

锁骨上内侧神经较细,从总干分出后行向下方,斜越过颈外静脉和胸锁乳突肌的锁骨头和胸骨头,分布于第2肋以上的皮肤和胸锁关节。锁骨上中间神经较粗大,跨过锁骨分布至三角肌、胸大肌表面的皮肤,最下至第2肋平面,在第2胸神经分布区附近与胸神经的皮支相互重叠。此外,它还分布至肩锁关节。锁骨上外侧神经在斜方肌和肩峰的表面下降,分布于肩胛后上部的皮肤。

锁骨上神经3个分支的体表投影:为胸锁乳突肌后缘中点分别至胸骨柄、锁骨中点和肩峰的三条引线。

颈丛肌支主要支配颈部深层肌、肩胛提肌、舌骨下肌群等。

5. 膈神经　是颈丛中最重要的分支,主要纤维来自第4颈神经前支,也接受第3、第5颈神经的分支(图2-5)。膈神经是混合性神经,含有支配膈肌运动的纤维,分布于心包、胸膜及部分腹膜的感觉纤维和无髓的交感神经纤维。在颈部左、右膈神经都接受来自颈交感神经节的纤维,并与胸廓内动脉的交感神经丛相联系,在腹部也可能接受腹腔神经节的纤维。

在颈部,膈神经由前斜角肌上部的外缘至该肌的前面,在椎前筋膜的深面垂直下降,其表面有胸锁乳突肌、肩胛舌骨肌下腹、颈内静脉、颈横动脉和肩胛上动脉,左侧膈神经的前方还有胸导管,前内侧为迷走神经及颈交感干。继而在锁骨下动脉和锁骨下静脉间入胸腔,于纤维性心包与纵隔胸膜之间与心包膈血管伴行下行至膈,在胸腔内左、右膈神经的毗邻不同。

右膈神经较短而直,较左膈神经位置略深,沿右头臂静脉和上腔静脉的右侧,右肺根的前方向下,在心包与右侧纵隔胸膜之间下行至膈。左膈神经行于左颈总动脉和左锁骨下动脉之间,在主动脉弓上方斜越过左迷走神经表面至其内侧,再越过主动脉弓的左面,经肺根的前方,在心包与纵隔胸膜之间下行至膈。

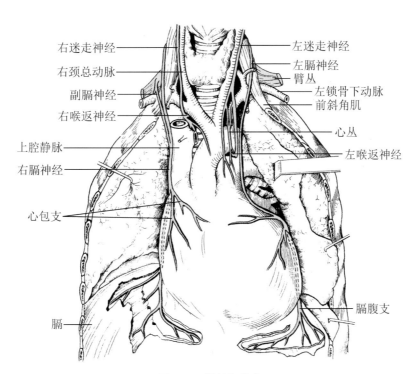

右迷走神经
右颈总动脉
副膈神经
右喉返神经
上腔静脉
右膈神经
心包支
膈

左迷走神经
左膈神经
臂丛
左锁骨下动脉
前斜角肌
心丛
左喉返神经
膈腹支

图2-5 膈神经分布

  左、右膈神经除发出分支分布于心包(纤维性心包及浆膜性心包壁层)及胸膜外,还发出少数小支至膈中心腱上方的胸膜及下方的腹膜。膈神经至膈的分支一般可分为前支(胸骨支)、前外侧支和后支3支。前支走向前内,对向胸骨,与对侧前支吻合;前外侧支向外走行,在膈中心腱外侧叶的前方;后支较短,很快分为后外侧支和后脚支(膈脚支);后外侧支行于中心腱外侧叶的后方;后脚支则行至膈的脚部。上述这些膈神经的分支都埋于膈的肌质内,除运动纤维支配膈肌外,还有分布至膈中心腱处的腹膜和胸膜的感觉纤维,以及分布到膈肌的本体感觉纤维。在外科经膈切口时应避免损伤这些神经的主要分支。

  右膈神经经膈的下腔静脉裂孔或在此孔的外侧穿膈的中心腱,左膈神经则在中心腱的前方心脏左侧穿膈的肌质部,比右膈神经略靠前方,也可能经食管裂孔穿膈。右膈神经穿膈后在膈的下面,与交感神经膈丛吻合,在与神经丛连接处有一个小的膈神经节,其终支除分布于膈的右半和右膈脚的一部分外,还分布至下腔静脉、右肾上腺、肝上面的腹膜、肝冠状韧带及镰状韧带,还可能经腹腔丛和肝丛的交通支至胆囊。膈上方为壁胸膜,下方有壁腹膜。膈的感觉神经在中央是膈神经分布,周围则是下7对肋间神经分布。

  颈丛的这种感觉神经分布,可能是牵涉痛的形态学基础。如膈中央部壁腹膜的炎症,可能出现第4、第5颈神经分布的皮区疼痛或痛觉过敏,从而被误认为是肩关节或锁骨上区的病变,而忽略了腹膜炎。又如胸膜炎或肺炎引起膈周围部炎症时,可出现下位几对肋间神经分布区内的疼痛,而被误诊为阑尾炎、胆囊炎或局部腹膜炎等。右膈神经有分支分布于肝及胆囊,所以这两个器官的病变常常可以引起右肩部的牵涉痛。

膈神经损伤的主要表现是同侧半膈肌瘫痪,腹式呼吸减弱或消失,严重者可有窒息感。膈神经受刺激时可产生呃逆。

膈神经在颈部的体表投影:膈神经颈段平甲状软骨上角高度,自胸锁乳突肌中点(即胸锁乳突肌前、后缘的中间)至胸锁乳突肌胸骨头起点外侧缘的连线。

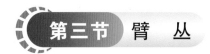

一、臂丛的组成和位置

臂丛由第5~8颈神经前支和第1胸神经前支大部分纤维组成(图2-6),组成臂丛的各脊神经前支称为臂丛的根。臂丛的5个根,经椎动脉后方和前、后横突间肌之间向外行,再经斜角肌间隙穿出,在此,第5、6颈神经前支在中斜角肌外侧缘联合形成上干;第7颈神经前支成为中干,第8颈神经和第1胸神经前支在前斜角肌后方联合形成下干。此3干向外侧斜行,约在锁骨上方或者后方,每干又分为前、后2股,因此共有6股。上干和中干的前股合成外侧束,位于腋动脉外侧;下干前股独自成一束,在腋动脉后方下行至其内侧,形成内侧束,该束还常接受第7颈神经的分支;3干的后股联合由腋动脉上方行至其后方,构成后束。

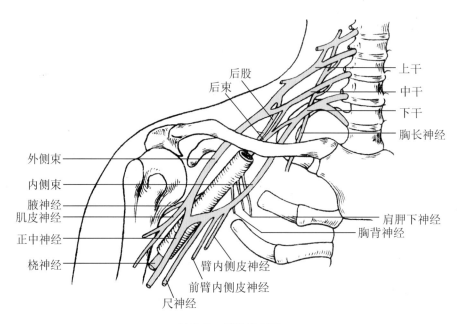

图 2-6 臂丛的组成

臂丛位于颈外侧三角内胸锁乳突肌下部与锁骨夹角的深部,表面有皮肤、浅筋膜、颈阔肌和深筋膜,还有肩胛舌骨肌、颈横动脉及肩胛上动脉等跨过。在颈外侧三角处可以触及臂丛。臂丛起始部位于斜角肌间隙,向外经锁骨内侧2/3,锁骨下肌及肩胛上血管的后方,在前锯肌第1肌齿和肩胛下肌的表面斜向外下至腋窝。在腋窝,腋动脉第1段外侧为臂丛外侧束和后束,内侧束位于腋动脉后方。在腋动脉第2段处,臂丛各束环绕其周围,腋动脉的外侧、内侧和后方分别为臂丛的外侧束、内侧束和后束。在腋区下部,各束又分成到上肢各部的神经。除正中神经内侧根外,其余各神经与腋动脉第3段的位置关系就与发出它们的各束与腋动脉的位置关系一样,即外侧束分出的各条神经基本位于腋动脉第3段外侧,后束发出的各条神经位于腋动脉第3段的后方,内侧束发出的各条神经则位于腋动脉第3段的内侧。

二、臂丛的分支

臂丛的分支可依据其发出的位置分为锁骨上部分支和锁骨下部分支(图2-7)。锁骨上部分支多为短肌支,分布于颈深肌、背浅肌(斜方肌除外)、部分胸上肢肌及上肢带肌。锁骨下部分支分别发自三个束,多为长支,分布于肩部、胸部、臂部、前臂部及手部的肌肉、骨、关节和皮肤。

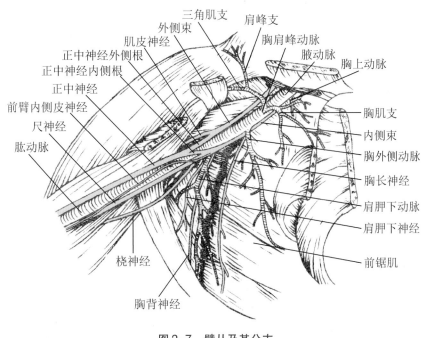

图2-7 臂丛及其分支

(一)锁骨上部的分支

1. **臂丛根部与交感神经节的交通支** 在臂丛各神经根穿椎间孔处,第5、第6颈神经前支接受交感神经颈中神经节的灰交通支,第7、第8颈神经和第1胸神经前支接受交感神经颈胸神经节的灰交通支,同时第1胸神经前支还发出白交通支至颈胸神经节。

2. **肌支** 可以分为前、后两组。

前组有第5～8颈神经前支在刚出椎间孔时发出的至前斜角肌和颈长肌的肌支和由上干发出的锁骨下肌神经。锁骨下肌神经发自第5、第6颈神经前支联合处附近,神经细小,在臂丛和锁骨下动脉第3段的前方下行,跨锁骨下静脉上方,支配锁骨下肌。

后组的分支有至中斜角肌和后斜角肌的肌支、肩胛背神经、胸长神经和肩胛上神经。

至中斜角肌和后斜角肌的肌支在颈神经刚出椎间孔时,发自第5~8颈神经前支。

(1)肩胛背神经:发自第5颈神经前支,且常有第4颈神经前支的小分支加入(图2-8)。在颈神经穿椎间孔后发出,经中斜角肌表面(或穿该肌)和菱形肌深面,沿肩胛骨内侧缘下降至其下角,与肩胛背动脉的深支伴行,分布于肩胛提肌及菱形肌(图2-8、图2-9)。

(2)胸长神经:由发自第5、6、7颈神经前支的3个根构成(图2-7、图2-10)。其中来自第5、第6颈神经的纤维,穿过中斜角肌合为一束;这束纤维在前斜角肌上部,与来自第7颈神经的纤维合为一干。胸长神经在臂丛和腋动脉第1段后方下行,进入腋窝,沿前锯肌的外侧面下降,到达该肌下缘,沿途发出分支支配其各个肌齿(图2-11)。

胸长神经位于颈后三角的部分,常因肩部承受过重的压力或颈部受重击而被损伤,致前锯肌瘫痪,其表现是肩胛骨内侧缘向后突起,尤其是下2/3更为明显,称为"翼状肩"。当病人用臂前推,肘关节伸,肩关节屈90°时,"翼状肩"最为明显。

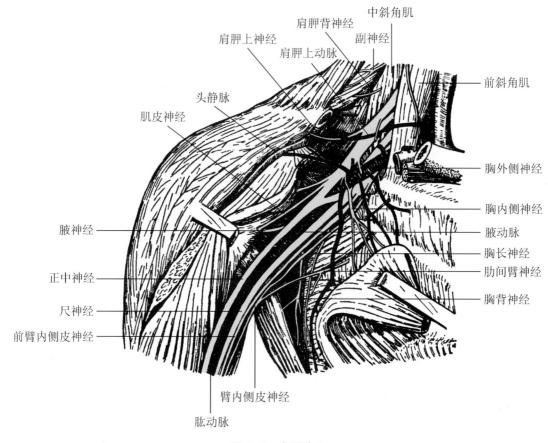

图2-8 右侧臂丛

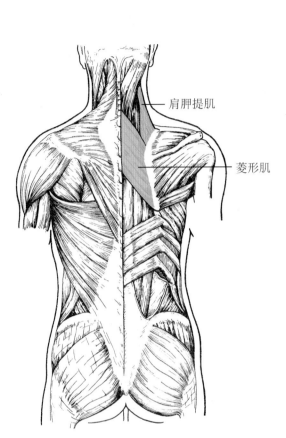

图 2-9 肩胛背神经分布

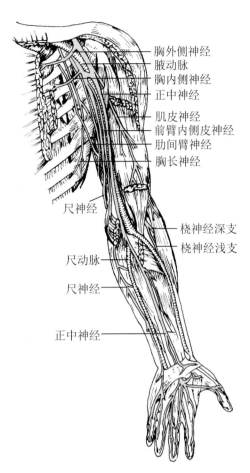

图 2-10 上肢前面的神经

肩胛提肌

菱形肌

胸外侧神经
腋动脉
胸内侧神经
正中神经
肌皮神经
前臂内侧皮神经
肋间臂神经
胸长神经
尺神经
桡神经深支
桡神经浅支
尺动脉
尺神经
正中神经

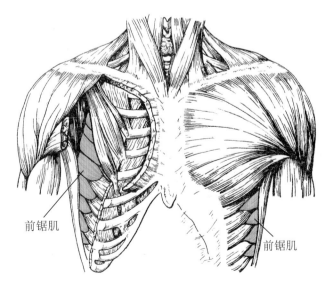

前锯肌

前锯肌

图 2-11 胸长神经分布

（3）肩胛上神经：纤维来自第5、第6颈神经前支（图2-8、图2-12、图2-13），是臂丛上干的大分支，由上干分出后，向外上方走行，经斜方肌和肩胛舌骨肌的深面，在肩胛上横韧带的深面经肩胛上切迹进入冈上窝，行于冈上肌深面，绕肩胛冈外侧的冈盂切迹，到冈下窝。在冈上窝时发出分支支配冈上肌、肩关节及肩锁关节。在冈下窝发出分支支配冈下肌（图2-14）。

肩胛上神经最常见的损伤是特发性臂丛神经病（神经痛性肌萎缩），神经受累及的部位可以在肩胛切迹处，或在肩胛骨、肩关节处。表现为肩关节疼痛、冈上肌和冈下肌萎缩、无力。

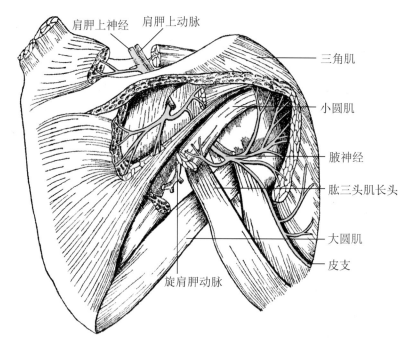

图2-12 肩胛上神经和腋神经

（二）锁骨下部的分支

臂丛在锁骨以下的分支均起于臂丛的3个束，而其纤维可以追踪至有关的脊神经，也可以分为前组和后组。前组起于内侧束者，有胸内侧神经（胸前神经内侧支）、正中神经内侧根、尺神经、臂内侧皮神经和前臂内侧皮神经；起于外侧束者，有胸外侧神经（胸前神经外侧支）、正中神经外侧根和肌皮神经。后组均起于臂丛后束，有肩胛下神经、胸背神经、桡神经、腋神经。

1. 胸外侧神经　其纤维来自上干及中干的前股，或来自两前股合成外侧束处，故含有颈5～7神经前根的纤维（图2-10）。该神经发出后，跨腋动脉和腋静脉的前方，穿锁胸筋膜，在胸大肌的深面，发出分支分布于胸大肌。胸外侧神经还发出一支与胸内侧神经在腋动脉第一段的前方联合，然后进入胸小肌深面，分布于该肌（图2-15）。

2. 胸内侧神经　比胸外侧神经细小，其纤维来自第8颈神经和第1胸神经前支（图2-10），当臂丛内侧束在腋动脉后方经过时发出该神经，发出后在腋动脉和腋静脉间弯曲向前，在腋动脉第1段的前方与胸外侧神经的分支联合，发出分支在胸小肌的深面进入该肌，分布于胸小肌。另外，它还发出2～3支穿胸小肌或绕其下缘分布于胸大肌（图2-15）。

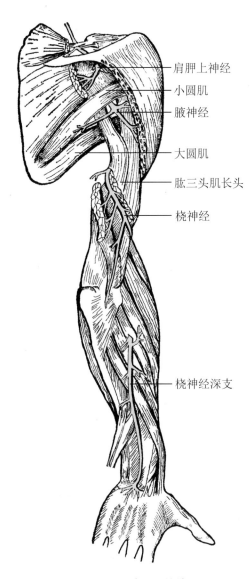

图2-13 上肢后面的神经

肩胛上神经
小圆肌
腋神经
大圆肌
肱三头肌长头
桡神经
桡神经深支

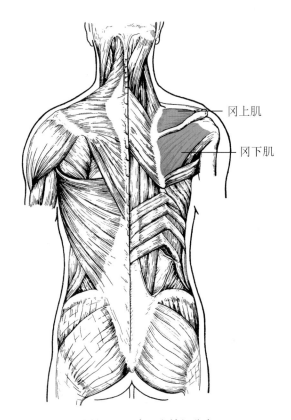

图2-14 肩胛上神经分布

冈上肌
冈下肌

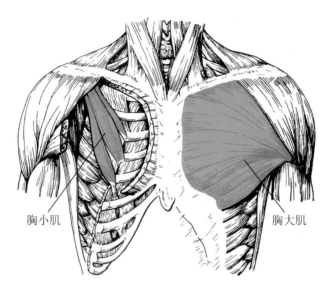

图2-15 胸内、外侧神经分布

3.肩胛下神经 有上、下两支,起于后束(图2-7)。肩胛下神经纤维主要来自第5、6颈神经前支,分布于肩胛下肌和大圆肌(图2-16)。

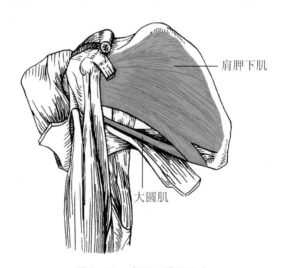

图2-16 肩胛下神经分布

4.胸背神经 在上、下肩胛上神经之间发自臂丛后束,其纤维来自第6~8颈神经前支(图2-7)。该神经发出后,与肩胛下动脉伴行,行向外下方,沿腋窝后壁下行,至背阔肌(图2-17),于该肌的前面进入肌内,胸背神经在乳癌根治术中易被伤及,受损后出现伸上肢无力,患者在攀登(用臂将自身上拉)时不能提升躯干。

胸背神经体表投影:发自臂丛后束,沿肩胛骨外侧缘,沿腋窝后壁肩胛下肌外侧缘下行(图2-6、图2-7)。

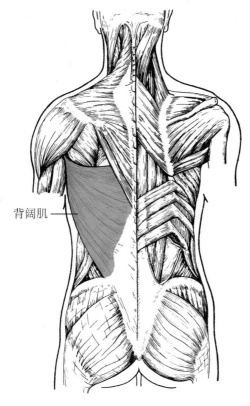

背阔肌

图2-17 胸背神经分布

5. 腋神经 又称旋肱神经,起自臂丛后束,纤维来自第5、第6颈神经前支。该神经经桡神经外侧、腋动脉后方、肩胛下肌前面,在肩胛下肌下缘处弯向后方,在肩关节囊下方与旋肱后动脉伴行,向后穿四边孔(图2-12、图2-13),在三角肌的深面分为前、后两支。前支与旋肱后动脉伴行,向后绕肱骨外科颈,在三角肌深面行至其前缘,除发出分支支配三角肌外,还发出数条皮支穿该肌,分布到覆盖三角肌下部的皮肤。后支分布于小圆肌和三角肌的后部(图2-18)。后支在三角肌后缘下方穿出深筋膜,延续为臂外侧皮神经,分布于三角肌下部和肱三头肌长头上部表面的皮肤。腋神经本干还发出分支到肩胛下肌深面的肩关节。

腋神经体表投影:臂外展45°,在肩胛冈中点与三角肌止点连线的中点向外引一水平线(肱骨头后下方凹陷处向外引一水平线),即为腋神经的体表投影。

腋神经损伤最常见的原因是外伤和特发性臂丛神经病。由于腋神经穿四边孔,绕肱骨外科颈走行,故肱骨外科颈或肱骨头的骨折、肩关节脱臼或腋杖的压迫均易损伤腋神经。损伤后表现为臂外展障碍(三角肌和小圆肌麻痹);肩部耸起,失去圆隆的外观(三角肌萎缩);肩部外侧有范围极小的感觉障碍。

6. 肌皮神经 于胸小肌下缘处发自臂丛外侧束(图2-10、图2-19),其纤维来自第5、第6颈神经前支,肌皮神经发出后,经腋动脉的外侧穿喙肱肌,在肱二头肌和肱肌之间向外下方走行,继续沿肱二头肌外侧沟下行,在肘关节上方穿深筋膜,延续为前臂外侧皮神经。肌皮神经在上臂发肌支支配喙肱肌、肱二头肌两个头和肱肌的大部分(图2-20、图2-21)。至肱肌的肌支,还发出分支至肘关节。肌皮神经还发出细小分支随肱骨滋养动脉进入肱骨。

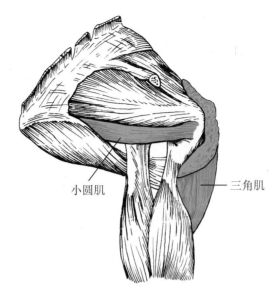

图 2-18　腋神经分布

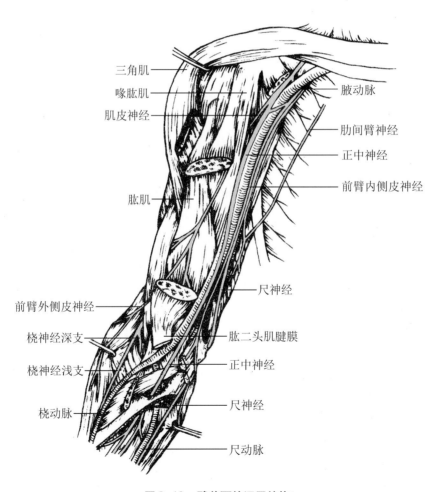

图 2-19　臂前面的深层结构

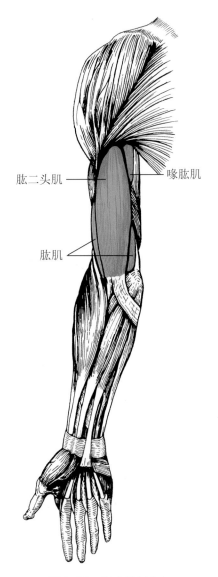

肱二头肌

喙肱肌

肱肌

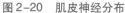

图 2-20 肌皮神经分布

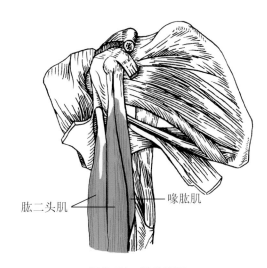

肱二头肌

喙肱肌

图 2-21 臂前群肌

肌皮神经体表投影:手下垂,在肩锁关节的垂直线与肱骨外科颈水平线的交点至上臂上 2/3 与下 1/3 交点平面、肱二头肌腱外侧沟的斜行连线。

单纯肌皮神经受损情形极少见,往往在肩关节损伤和肱骨骨折时易伤及该神经。腋动脉瘤的压迫、脊髓和臂丛的病变都可累及肌皮神经。此外,病人患有特发性臂丛神经病时,也可累及此神经。肌皮神经受损后,病人表现为屈肘无力(肱二头肌和肱肌瘫痪),由于肱桡肌(受桡神经支配)功能健全,前臂能稍微屈曲;肱二头肌腱反射消失;前臂外侧(前臂外侧皮神经分布区)感觉减弱或消失,该区的疼痛或感觉异常在伸肘时加重。

前臂外侧皮神经由肌皮神经在肘关节上方穿深筋膜延续而来(图 2-19)。穿深筋膜后,沿前臂外侧下降,分为前、后两支。前支沿前臂前面外侧下行,分布于该部的皮肤,其终支到达腕部以下鱼际中部的皮肤。在腕部稍上方接受桡神经浅支的交通支后,发腕关节支至腕关节。后支较小,向后下行经肱骨外上髁前方,分布于前臂后部外侧的皮肤,直达腕背部,并与桡神经浅支及前臂后皮神经下部分支相交通。

7.臂内侧皮神经 发自臂丛内侧束(图2-6、图2-22),为臂丛分布至臂的神经中最短小分支。其纤维来自第8颈神经和第1胸神经前支。该神经经腋窝,在腋静脉的内侧下降,此后,臂内侧皮神经沿肱动脉和贵要静脉的内侧下行,约在臂中点处穿深筋膜,分布于臂内侧、前面的皮肤。该神经在腋窝与肋间臂神经相交通,当肋间臂神经较大,并有第3肋间神经外侧皮支的纤维加入时,肋间臂神经将代替臂内侧皮神经,并接受臂丛中相当于臂内侧皮神经的一束纤维。

8.前臂内侧皮神经 发自臂丛内侧束(图2-6、图2-10、图2-19、图2-22),经腋动、静脉之间,在此发出1支或数小支上臂皮神经,分布于肱二头肌表面的皮肤,最远可达肘区。前臂内侧皮神经本干沿肱动脉内侧下行,在臂的中、下1/3交界处与贵要静脉共同穿深筋膜,终末远达腕部,该神经在前臂分为前、后两支,分布于前臂内侧的前面和后面的皮肤。它与臂内侧皮神经、前臂背侧皮神经和尺神经手背支之间有交通。

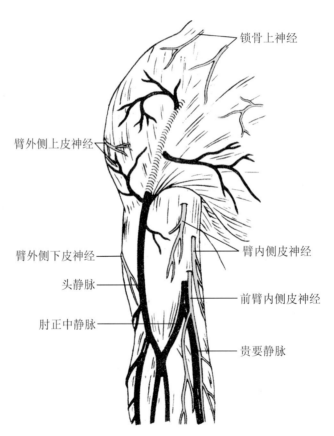

图2-22 臂前面的浅层结构

9. 正中神经　正中神经由两个根(内侧根和外侧根)合成,两根夹持腋动脉第3段向下,在其前外侧呈锐角合成正中神经干(图2-7、图2-10)。外侧根起自臂丛外侧束,含第5~7颈神经前支的纤维;内侧根起自臂丛内侧束,含第8颈和第1胸神经前支的纤维。

在臂部,正中神经沿肱二头肌内侧沟下行,在喙肱肌止点附近由外向内跨过肱动脉前方,沿肱动脉内侧下行至肘窝。在肘窝,正中神经位于肱二头肌腱膜的后方,肱肌的前面,隔肱肌与肘关节相邻。从肘窝向下穿旋前圆肌两头之间进入前臂,以旋前圆肌尺侧头(深头)与尺神经分隔,继而向下在前臂正中与骨间前动脉的正中支伴行。在前臂上2/3位置较深,行于指屈肌之间,在屈肌支持带近侧约5 cm处,该神经走行在指浅屈肌腱和桡侧腕屈肌腱之间,且位置表浅,表面仅被前臂深、浅筋膜和皮肤覆盖。在腕部穿屈肌支持带的深面,在桡侧腕屈肌腱与掌长肌腱之间、掌腱膜的深面至手掌(图2-10)。

正中神经的分支:正中神经在肘关节上方发出数支血管支,分布于肱动脉。在肘关节上方,发出肌支至旋前圆肌。在肘关节前方,发出1~2支关节支,分布于肘关节。

正中神经在前臂的分支较多:有肌支、关节支、骨间前神经、掌皮支等。①肌支:由正中神经自前臂近肘关节处发出,分布至旋前圆肌、桡侧腕屈肌、掌长肌和指浅屈肌(图2-23、图2-24)。②关节支:发自正中神经干后,行至肘关节处,或在其远侧,分布于肘关节。③骨间前神经:在正中神经穿旋前圆肌两头之间时由神经干的背侧发出。伴骨间前动脉在前臂骨间膜的前方下行,在指深屈肌与拇长屈肌之间,经旋前方肌深面进入该肌。该神经沿途发出分支分布至指深屈肌桡侧半、拇长屈肌、旋前方肌、桡尺远侧关节、桡腕关节和腕骨间关节(图2-25)。④掌皮支:是一小分支,在屈肌支持带近侧自正中神经干发出,在桡侧腕屈肌和掌长肌之间下降(图2-26),跨经屈肌支持带表面,在深筋膜深面或深筋膜表面分为内侧支和外侧支。内侧支分布于手掌中部的皮肤,并与尺神经掌皮支吻合;外侧支分布于鱼际的皮肤,与桡神经浅支及前臂外侧皮神经的前支交通。

正中神经在手部发出数条指掌侧总神经,在掌腱膜与掌浅弓的深面,指浅屈肌腱的浅面向远侧走行,在掌的远侧部,行于指掌侧总动脉的浅面。每一指掌侧总神经在掌骨头处又分支,沿手指的相对缘至指尖,称为指掌侧固有神经。正中神经在手部的分布可概括为:运动纤维支配第1、2蚓状肌和鱼际肌(拇收肌除外);感觉纤维则分布于桡侧半手掌、桡侧3个半手指掌面皮肤及其中节和远节的背面皮肤(图2-27、图2-28)。在这些部位,它们还分布于掌指关节、指间关节、屈肌腱纤维鞘、手指的动脉和汗腺。

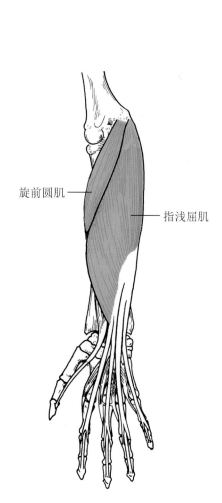

旋前圆肌

指浅屈肌

图 2-23　正中神经分布(1)

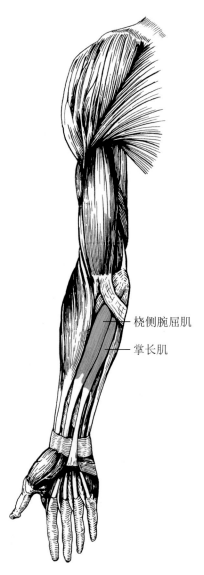

桡侧腕屈肌

掌长肌

图 2-24　正中神经分布(2)

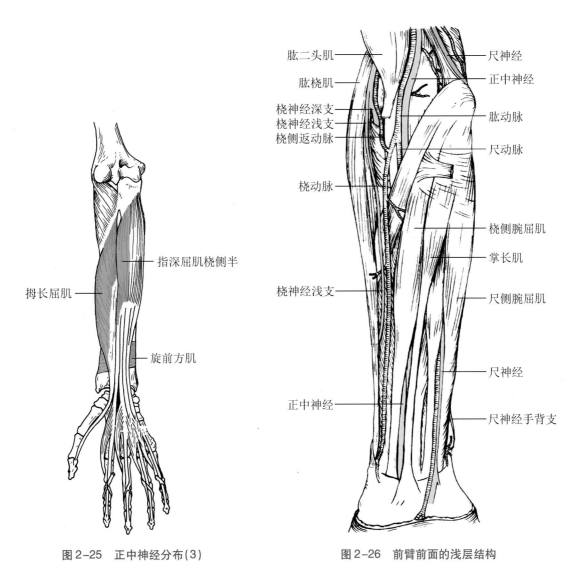

图 2-25 正中神经分布（3）

图 2-26 前臂前面的浅层结构

指深屈肌桡侧半

拇长屈肌

旋前方肌

肱二头肌

肱桡肌

桡神经深支

桡神经浅支

桡侧返动脉

桡动脉

桡神经浅支

正中神经

尺神经

正中神经

肱动脉

尺动脉

桡侧腕屈肌

掌长肌

尺侧腕屈肌

尺神经

尺神经手背支

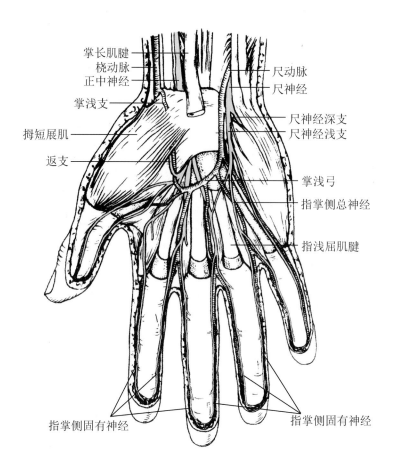

掌长肌腱
桡动脉
正中神经
掌浅支
拇短展肌
返支

尺动脉
尺神经
尺神经深支
尺神经浅支
掌浅弓
指掌侧总神经
指浅屈肌腱

指掌侧固有神经
指掌侧固有神经

图 2-27　手的神经（掌侧面）

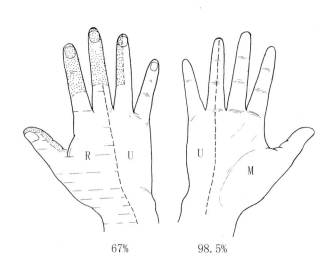

67%　　　98.5%

U 尺神经　　R 桡神经　　M 正中神经

图 2-28　手部皮肤的神经分布

正中神经的体表投影:正中神经在臂部的体表投影,可借自肱动脉始端搏动点至肘部肱骨内、外上髁间连线中点稍内侧两点间的连线表示。由髁间线中点稍内侧,循前臂正中至腕部桡侧腕屈肌腱和掌长肌腱之间的连线,为正中神经在前臂的体表投影。

正中神经的损伤易发生在两个部位,即前臂和腕部。

正中神经在肱二头肌腱内侧,行至旋前圆肌两头之间,或在通过指浅屈肌腱起点两头间的腱纤维弓深面的行程中,任何一处受损均引起旋前肌综合征,此时正中神经支配的肌肉全部无力,在正中神经皮支所分布的区域内,有不同程度的感觉障碍,以拇指和示指的末端最为常见。具体表现为屈腕和腕外展能力减弱(因大部分屈腕肌受正中神经支配);屈腕时伴内收(因尺神经支配的指深屈肌尺侧半和尺侧腕屈肌功能正常);不能作对掌运动,手掌平坦(因鱼际肌萎缩引起鱼际塌陷);示指、中指的指间关节不能屈曲,环指和小指指间关节的屈曲作用减弱(指浅屈肌和指深屈肌桡侧半的瘫痪)(图2-29)。所有这些症状和体征统称为“猿手”。

正中神经在前臂下部位置表浅易于损伤(如腕上方切割伤),正中神经在此处受损则引起屈腕、屈指的功能障碍。

正中神经在腕管内受压而损伤称为腕管综合征,是很常见的正中神经损伤。腕管可因为腕关节的变化而狭窄,特别是风湿性关节炎、黏液性水肿和肢端肥大症时的软组织增厚、腱滑膜鞘肿胀、妊娠水肿和肥胖等,都可造成腕管狭窄。此时除鱼际皮肤感觉无障碍(正中神经掌皮支分支分布)外,其余表现和正中神经在前臂下部受损相同。

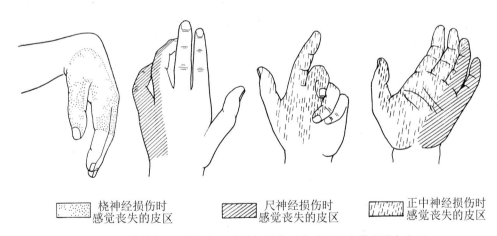

桡神经损伤时感觉丧失的皮区　　尺神经损伤时感觉丧失的皮区　　正中神经损伤时感觉丧失的皮区

图2-29　桡神经、尺神经和正中神经损伤时的手形及皮肤感觉丧失区

10.尺神经　起自臂丛内侧束,包含第7、8颈神经及第1胸神经前支的纤维(图2-7、图2-19)。自胸小肌下缘发出,在腋窝内,位于腋动脉和腋静脉之间的后方;在臂上部位于肱动脉内侧与其伴行;在臂中部离开肱动脉行向内侧,穿内侧肌间隔至臂后区,在肱三头肌内侧头前面下行至肘后区,走行在肱骨内上髁后方的尺神经沟内。然后,在尺侧腕屈肌二头之间进入前臂尺侧,沿指深屈肌的表面下行,近侧部被尺侧腕屈肌覆盖,下半部则位于尺侧腕屈肌的桡侧,在此仅被皮肤和筋膜覆盖。约在腕上5 cm处,尺神经发出一手背支后,主干继续向远侧走行,在屈肌支持带前面、豌豆骨的外侧、尺动脉的后内侧,与尺动脉一起经屈肌支持带浅面,进入手掌分为掌深支和掌浅支(图2-30)。

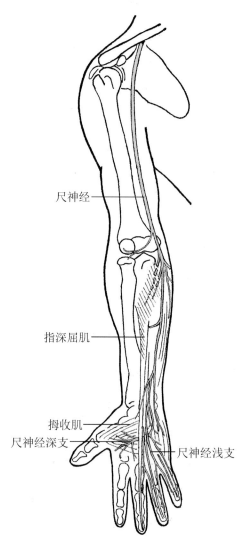

尺神经

指深屈肌

拇收肌
尺神经深支   尺神经浅支

图2-30　尺神经

　　尺神经的分支包括关节支、肌支、掌皮支、手背支、浅支和深支。①关节支：在尺神经经肱骨内
上髁和鹰嘴之间时发出，分布于肘关节。②肌支：在前臂上部近肘关节处发出，分布于尺侧腕屈肌
和指深屈肌尺侧半（图2-31、图2-32）。③掌皮支：又称尺神经掌支，约在前臂中点发出，沿尺动脉
掌侧下降，穿深筋膜分布于手掌小鱼际的皮肤（图2-27）。④手背支：在腕关节近侧约5 cm处由尺
神经发出，在尺侧腕屈肌深面转向手背侧，手背支分布于手背尺侧半和小指、环指及中指尺侧半背
面皮肤（图2-28）。⑤浅支：分布于小鱼际表面的皮肤、小指掌面皮肤和环指尺侧半掌面皮肤
（图2-28、图2-33、图2-34）。⑥深支：与尺动脉深支伴行，穿小指对掌肌，在屈指肌腱的深面、
掌深弓的近侧，形成神经弓，分支分布于小鱼际肌、拇收肌、骨间掌侧肌、骨间背侧肌及第3、4蚓
状肌（图2-30）。

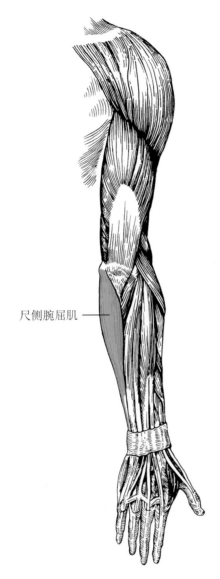

尺侧腕屈肌 ——

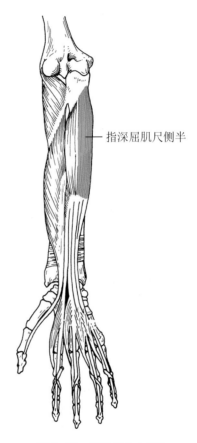

—— 指深屈肌尺侧半

图 2-31　尺神经分布（1）　　　　　　　　　图 2-32　尺神经分布（2）

　　尺神经容易受到损伤的部位包括肘部肱骨内上髁后方、尺侧腕屈肌起点处和豌豆骨外侧。尺神经在上述 2 个部位受到损伤时，运动障碍主要表现为屈腕力减弱，环指和小指远节指关节不能屈曲，小鱼际肌和骨间肌萎缩，拇指不能内收，各指不能相互靠拢。同时，各掌指关节过伸，出现"爪形手"（图 2-29）。感觉障碍则表现为手掌和手背内侧缘皮肤感觉丧失。若在豌豆骨处受损，由于手的感觉支早已发出，所以手部感觉不受影响，主要表现为骨间肌的运动障碍。

　　尺神经的体表投影：自胸大肌下缘肱动脉起始段搏动点开始，向下内侧到肱骨内上髁与鹰嘴之间的连线为尺神经在臂部的投影线。将此线在前臂的尺侧延至豌豆骨的外侧，则为尺神经在前臂的投影线。尺神经在肱骨内上髁后方的尺神经沟内位置最浅，极易触及。

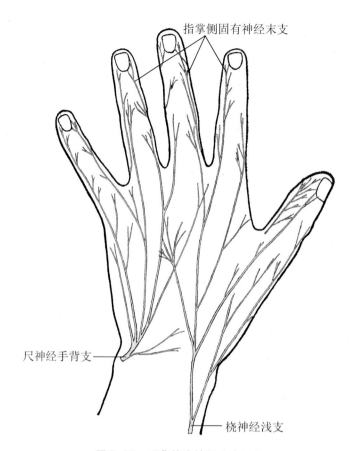

图 2-33 手背的皮神经分布(1)

指掌侧固有神经末支

尺神经手背支

桡神经浅支

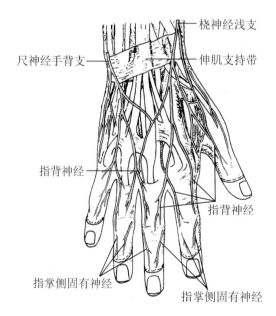

图 2-34 手背的皮神经分布(2)

桡神经浅支

尺神经手背支

伸肌支持带

指背神经

指背神经

指掌侧固有神经

指掌侧固有神经

11. 桡神经　桡神经是臂丛较大的分支,绝大多数起于臂丛后束,含颈 5 ~ 8 和第 1 胸神经前支的纤维(图 2-6)。在腋窝位于腋动脉的后方,肩胛下肌、大圆肌及背阔肌的前方,经腋窝底至臂部,于肱三头肌外侧头深面贴桡神经沟下行,在肱骨外上髁上方穿外侧肌间隔,至肱肌与肱桡肌之间下降,再行于肱肌与桡侧腕长伸肌之间,至肱骨外上髁前方分为浅、深两支(图 2-13、图 2-19、图 2-26)。

桡神经的分支包括肌支、皮支、关节支、浅支和深支。

桡神经肌支分布于肱三头肌、肘肌、肱桡肌、桡侧腕长伸肌和肱肌(图 2-35、图 2-36)。肌支可分为 3 组(内侧组、外侧组和后组)。内侧组为桡神经在腋窝内发出的分支,分布至肱三头肌的长头和内侧头。后组肌支较大,在桡神经沟内由桡神经发出,分支分布至肱三头肌内侧头、外侧头和肘肌。外侧组于桡神经行至外侧肌间隔处发出,分布于肱桡肌、桡侧腕长伸肌及肱肌外侧部。桡神经在臂部发出 3 个皮支:臂后皮神经,分布于臂后区皮肤;臂外侧下皮神经(图 2-22),分布于臂下外侧部皮肤;前臂后皮神经,分布于前臂后面皮肤。关节支分布至肘关节。

桡神经浅支是终支之一,属皮神经(图 2-33、图 2-34)。从肱骨外上髁前外侧下降,经肱桡肌深面至旋后肌下缘处,在桡动脉的外侧下降,约在腕关节上 7 cm 处,离开桡动脉,经肱桡肌腱的深面,绕桡骨外侧缘转至手背,穿深筋膜分成 4 ~ 5 支指背神经,分布于手背桡侧半和桡侧两个半指近节背面的皮肤及关节。此外,指背神经还发出分支分布于掌指关节和近侧指骨间关节。

另一终支为桡神经的深支,较粗大。由桡神经本干发出后,走行在肘关节的前方,继穿旋后肌,绕桡骨外侧面到达前臂背侧,在前臂浅、深层伸肌间下行,继之沿前臂骨间膜后面下行达腕关节背面,因此深支也称骨间后神经(图 2-37)。沿途发出分支分布于前臂伸肌、桡尺远侧关节、腕关节和掌骨间关节。

桡神经的体表投影:分臂和前臂两部分。

在臂部:腋后横纹端为一点;自肩峰至肱骨外上髁做一连线,其中、下 1/3 交接处(肘上点)为一点;肘横纹中、外 1/3 交接处为一点,以上三点连线为桡神经在臂部的体表投影。

在前臂部:肘横纹中、外 1/3 交接处为一点,前臂之外侧缘(自肱骨外上髁至桡骨茎突)分为 3 等分,其中、下 1/3 交接处为一点;第 1 掌骨底之背侧为一点,以上三点的连线为桡神经在前臂的表面投影。

肱骨外上髁至桡骨茎突的连线为桡神经浅支主干的体表投影。

桡神经的损伤:在上肢各周围神经中,以桡神经最易受外伤,多见于肱骨中段和桡骨颈处骨折时发生损伤。在臂中段的后方,桡神经紧贴肱骨的桡神经沟走行,因此肱骨中段或中、下 1/3 交界处骨折容易合并桡神经的损伤,导致前臂伸肌群的瘫痪,表现为:不能伸腕和伸指,前臂不能旋后,由于伸肌瘫痪和重力的作用,当举前臂时手呈"垂腕"状,同时第 1、2 掌骨间背面皮肤感觉障碍明显(图 2-28、图 2-29)。桡骨颈骨折时,可损伤桡神经深支,出现伸腕无力、不能伸指等症状。

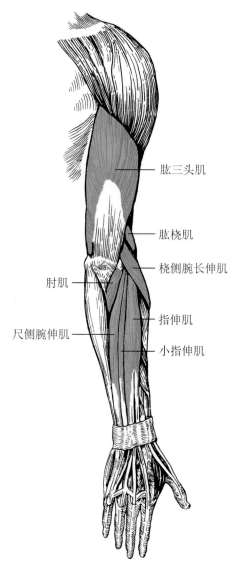

肱三头肌

肱桡肌

桡侧腕长伸肌

肘肌

指伸肌

尺侧腕伸肌

小指伸肌

图 2-35 桡神经分布（1）

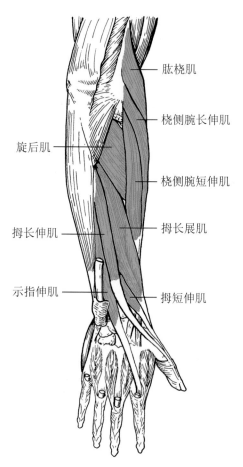

肱桡肌

桡侧腕长伸肌

旋后肌

桡侧腕短伸肌

拇长伸肌

拇长展肌

示指伸肌

拇短伸肌

图 2-36 桡神经分布（2）

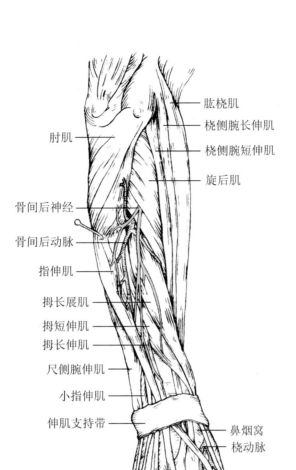

肱桡肌

桡侧腕长伸肌

桡侧腕短伸肌

旋后肌

肘肌

骨间后神经

骨间后动脉

指伸肌

拇长展肌

拇短伸肌

拇长伸肌

尺侧腕伸肌

小指伸肌

伸肌支持带

鼻烟窝

桡动脉

图2-37　骨间后神经（桡神经的深支）

第四节　胸神经前支

　　胸神经前支共12对,除第1胸神经前支有部分纤维参与臂丛,第12胸神经前支有部分纤维参与腰丛外,其余的均不成丛,各自独立走行。其中上11对位于肋间隙,称肋间神经,第12对胸神经前支位于第12肋下方,称肋下神经(图2-38)。每一对胸神经前支都借灰交通支和白交通支与相应的交感干神经节相连,灰交通支和白交通支一般都在肋间隙后部连接于肋间神经。一般灰交通支在白交通支穿出的近侧端连于胸神经前支(图2-39)。

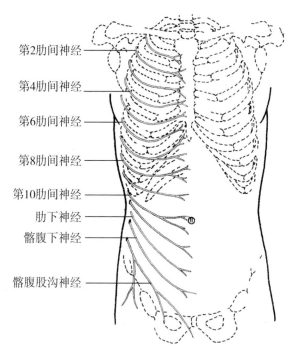

第2肋间神经

第4肋间神经

第6肋间神经

第8肋间神经

第10肋间神经

肋下神经

髂腹下神经

髂腹股沟神经

图2-38 躯干皮神经的节段性分布

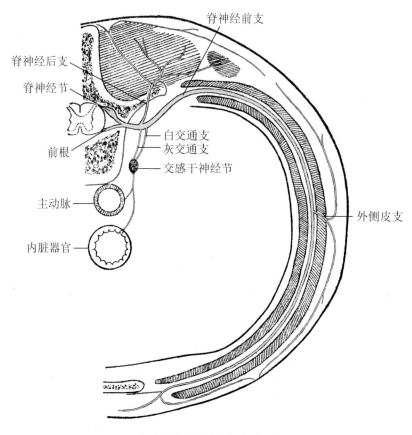

脊神经前支

脊神经后支

脊神经节

前根

主动脉

内脏器官

白交通支

灰交通支

交感干神经节

外侧皮支

图2-39 胸神经与交感干

胸神经前支从脊神经发出后,沿肋沟由后行向前外侧,继而行向前内侧,沿途发出肌支、外侧皮支,其终支穿出皮下成为前皮支(图2-40、图2-41)。胸神经前支主要分布于胸壁和腹壁。上6对肋间神经的肌支分布于肋间肌、上后锯肌和胸横肌。其皮支有两类:外侧皮支在肋角前方发出,斜穿前锯肌浅出后分为前、后两支,分别向前、向后走行分布于胸外侧壁和肩胛区的皮肤;前皮支在近胸骨侧缘处浅出,分布于胸前壁的皮肤及胸膜壁层(图2-42、图2-43)。第1、第2胸神经前支除分布于胸壁外,还分布到上肢。第4~6肋间神经的外侧皮支和第2~4肋间神经的前皮支分别向内、外方向发支分布于乳房。第2肋间神经的外侧皮支又称为肋间臂神经,该神经横行通过腋窝到达臂内侧部与臂内侧皮神经交通,分布于臂上部内侧皮肤。

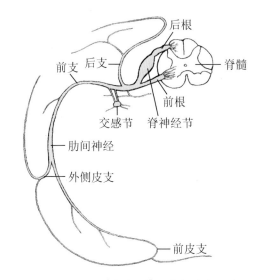

图2-40　胸神经的组成与分支

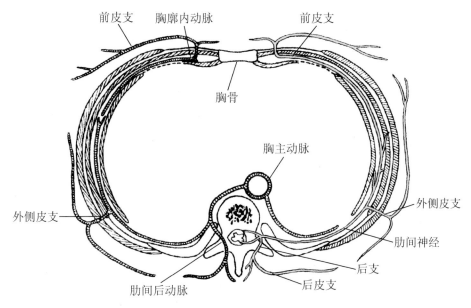

图2-41　肋间神经的走行和分支

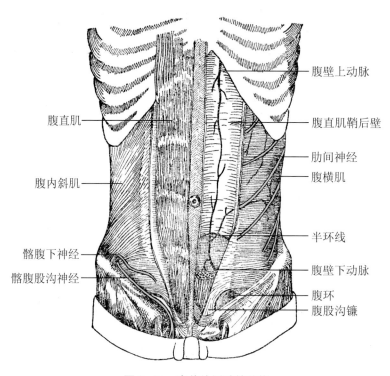

腹直肌

腹内斜肌

髂腹下神经

髂腹股沟神经

腹壁上动脉

腹直肌鞘后壁

肋间神经

腹横肌

半环线

腹壁下动脉

腹环

腹股沟镰

图2-42 腹前外侧壁的结构

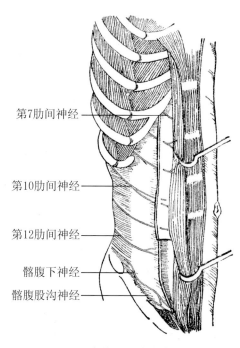

第7肋间神经

第10肋间神经

第12肋间神经

髂腹下神经

髂腹股沟神经

图2-43 腹前外侧壁的神经分布

第 7～11 肋间神经及肋下神经在相应肋间隙内向前下方走行(图 2-44),出肋间隙进入腹壁后行于腹横肌和腹内斜肌之间,最后在腹直肌外侧缘穿腹直肌鞘,分布于腹直肌。下 5 对肋间神经发出的肌支分布于肋间肌和腹前外侧壁肌群;肋间神经发出的外侧皮支由上至下分别从深面穿肋间肌和腹外斜肌浅出,其浅出点连接起来几乎呈一由后上向前下走行的斜线。肋间神经的前皮支则在白线附近浅出。外侧皮支和前皮支主要分布于胸部和腹部的皮肤,同时也有分支分布至胸膜和腹膜的壁层。第 12 对胸神经前支除分布到腹部外,还分布到臀部皮肤。

胸神经前支在胸、腹壁皮肤的分布有非常明显的节段性特点,其分布依胸神经从 1～12 的序数,由上向下按顺序依次排列(图 2-38)。每一对胸神经前支的皮支在躯干的分布区也是相对恒定的,其中,T_2 相当胸骨角平面,T_4 相当乳头平面,T_6 相当剑突平面,T_8 相当肋弓平面,T_{10} 相当脐平面,T_{12} 则分布于耻骨联合与脐连线中点平面。临床工作中,可以根据躯干发生皮肤感觉障碍的区域来分析和推断具体的受损胸神经,同时也可以在明确了受损的具体胸神经后,推知躯干皮肤感觉障碍的分布区。

许多疾病影响肋间神经起始部时,疼痛可涉及其分布区域,如下位胸椎结核损伤了肋间神经,患者会感到腹壁疼痛。若仅有一对肋间神经受损,疼痛是局限的,仅出现一带状区的疼痛。若两条或两条以上的肋间神经受损,则疼痛较广泛。

支配腹部皮肤的肋间神经,也支配同一平面的腹部肌肉,这在保护腹部内脏免受损伤方面有重大意义。如果腹肌处于收缩状态,一定力量的打击不会造成内脏的严重损伤,故此时引起腹肌反射性收缩是很重要的。皮支的起点和运动支的起点来自同一脊髓节段,保证了这一反射的出现,从而对腹部脏器起着保护作用。

下位肋间神经分布到皮肤和肌肉的分支还和交感神经有紧密联系,这些交感神经由椎旁神经节发出内脏大神经和内脏小神经分布到腹腔脏器。因此,在腹部脏器受外伤或急性炎症时,腹壁肌肉也反射性强直收缩,从而保护腹部脏器。

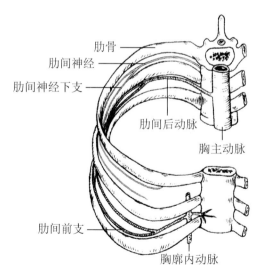

图 2-44 肋间血管和神经的分支分布

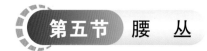

第五节 腰 丛

一、腰丛的组成和位置

　　腰丛由第 12 胸神经前支一部分、第 1 至第 3 腰神经前支及第 4 腰神经前支的一部分组成（图 2-45），腰丛位于腰大肌深面，腰椎横突的前方，腰方肌的内侧缘。除发出支配髂腰肌和腰方肌的肌支外，还发出许多分支分布于腹股沟区、大腿前部和内侧部（图 2-46）。

　　第 1 腰神经前支一般分为 3 支：一支为髂腹下神经，一支为髂腹股沟神经，另一支与第 2 腰神经上支组成生殖股神经。第 2 腰神经下支、第 3 腰神经和第 4 腰神经的一部分均分成较小的前股和较大的后股，前股合成闭孔神经，后股组成股外侧皮神经和股神经。

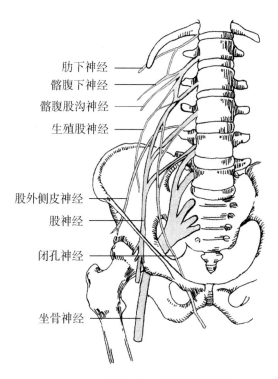

肋下神经
髂腹下神经
髂腹股沟神经
生殖股神经

股外侧皮神经
股神经

闭孔神经

坐骨神经

图 2-45　腰骶丛的组成

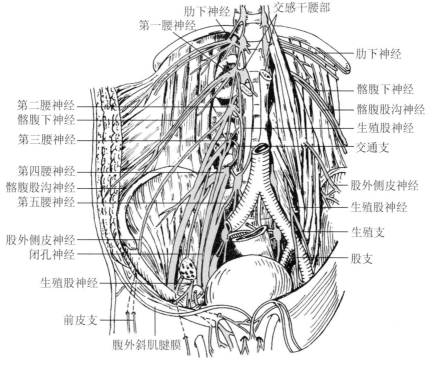

图 2-46 腰骶丛及其分支

二、腰丛的分支

1. 髂腹下神经 自腰大肌上部外侧缘穿出,斜过肾的后面和腰方肌的前面,经髂嵴上方进入腹横肌与腹内斜肌之间,分为前皮支(腹下支)和外侧皮支(髂支)(图 2-46、图 2-47)。前皮支先经腹内斜肌与腹横肌之间,发出肌支支配腹内斜肌与腹横肌。继而行向前内方,在髂前上棘内侧约 2 cm处穿出腹内斜肌,行向内下方,于腹股沟管皮下环上方约 3 cm 处穿腹外斜肌腱膜至皮下,管理下腹部皮肤。外侧皮支在髂嵴前、中 1/3 交界处上方,穿腹内斜肌及腹外斜肌至浅筋膜,分布于臀外侧区、腹股沟区的皮肤。

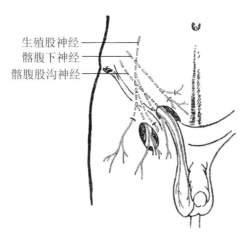

图 2-47 腹前壁下部的神经

2.髂腹股沟神经 较细小,自腰大肌外侧缘穿出,在髂腹下神经的下方并与其共干,沿腰方肌前面、肾的后面,经髂嵴后部的内侧,至髂嵴前部穿腹内斜肌进入腹股沟管,沿精索(或子宫圆韧带)的外下方下降,由皮下环穿出至浅筋膜,分布于大腿上部内侧皮肤,并发出阴囊前神经或阴唇前神经分布于阴茎根部及阴囊(或阴唇)的皮肤(图2-47)。髂腹股沟神经沿途发出肌支支配腹壁肌。在腹股沟疝修补术时应注意避免损伤髂腹下神经和髂腹股沟神经,以免造成腹壁薄弱,导致疝的复发。

3.股外侧皮神经 自腰大肌外侧缘穿出,斜向外下方,经髂肌前面,在髂前上棘内侧穿腹股沟韧带深面至股部,继而穿缝匠肌或在缝匠肌前、后面分为前、后两支(图2-46、图2-48)。前支在髂前上棘下10 cm处穿阔筋膜下降,分布于大腿前外侧(至膝关节)的皮肤,其终支可与股神经的前皮支及隐神经的髌下支形成髌神经丛;后支在前支的稍上方穿出阔筋膜,分支分布于大腿外侧部的皮肤。

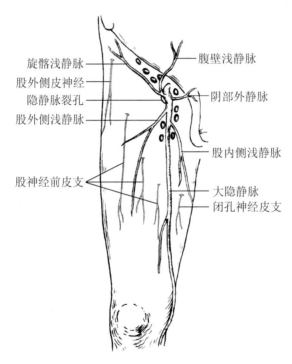

旋髂浅静脉
股外侧皮神经
隐静脉裂孔
股外侧浅静脉

腹壁浅静脉
阴部外静脉

股神经前皮支

股内侧浅静脉

大隐静脉
闭孔神经皮支

图2-48 股前区和股内侧区的浅层结构

4.股神经 为腰丛发出的最大分支,自腰大肌外侧缘发出后,在腰大肌与髂肌之间下行到达腹股沟区,随后在腹股沟韧带中点的深面穿经该韧带,于股动脉的外侧进入股三角区(图2-49)。

股神经在股三角内分为数支。①肌支:分布于髂肌、耻骨肌、股四头肌和缝匠肌(图2-50)。②皮支:有数条前皮支分布于大腿及膝关节前面的皮肤。最长的皮支为隐神经,伴随股动脉入收肌管下行,穿出收肌管后至膝关节内侧下行,于缝匠肌下段后方浅出至皮下后,伴随大隐静脉沿小腿内侧面下行至足内侧缘,沿途分布于髌下、小腿内侧面及足内侧缘皮肤(图2-51、图2-52)。另外,股神经也发支分布于膝关节和股动脉及其分支。

股神经的体表投影：腹股沟韧带的中点深层有股动脉穿过，在此处可触及股动脉的搏动，在此向外 1 cm 为股神经传出腹股沟韧带处，由此垂直向下 5 cm 的线段即为股神经的体表投影。

隐神经的体表投影：相当于从膝关节内侧、沿胫骨内侧缘的后方至足内踝前上方的连线。

股神经损伤常与闭孔神经损伤同时发生。脊髓、马尾或腰丛的病变都可累及股神经。骨盆内的肿瘤、腰肌脓肿、股骨或骨盆骨折时可压迫损伤股神经。股神经损伤的部位如在髂腰肌支发出部的上方，则髂腰肌和股四头肌发生瘫痪，表现为大腿不能屈曲触及腹前壁，小腿不能伸直，膝反射消失，不能登梯或跳跃，股部伸肌瘫痪，步行困难。如损伤部位在髂腰肌支发出部的下方，则屈大腿的功能仍存在，但因股四头肌瘫痪，不能伸腿，膝反射消失，行走时患肢无力，不能支持体重，容易跌倒。感觉障碍出现于股前及小腿内侧。隐神经损伤较为常见，除有膝、小腿及足内侧缘皮肤感觉丧失外，常并发剧烈疼痛。

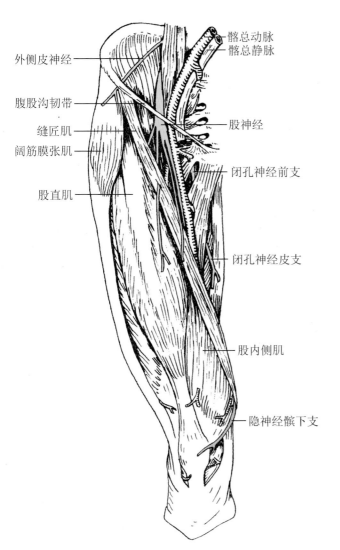

图2-49 股前区和股内侧区

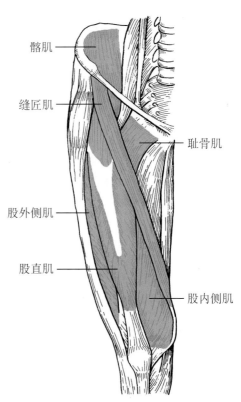

图2-50 股神经分布

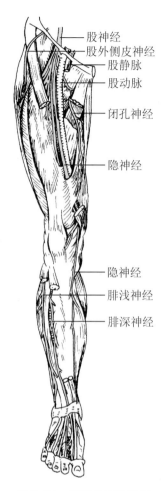

图2-51　下肢前面的神经

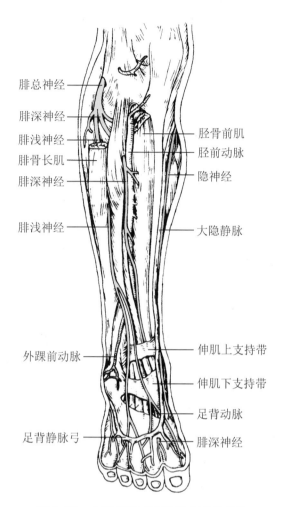

图2-52　小腿前面、外侧面和足背的结构

5. 闭孔神经　自腰大肌内侧缘走出,在髂总动脉后方(图2-45),穿盆筋膜入小骨盆,沿骨盆侧壁,在髂内动脉与输尿管外侧,于闭孔血管上方,穿闭膜管至股部,在闭膜管内分为前、后两支(图2-49、图2-51)。①前支(浅支):于闭孔外肌的前方下降,行于短收肌(深层)与耻骨肌、长收肌(浅层)之间,在闭孔处发关节支至髋关节;肌支至股薄肌、长收肌、短收肌。皮支粗细不定,在股中部经股薄肌与长收肌之间穿至浅层,管理股内侧下2/3的皮肤。②后支(深支):穿闭孔外肌上部,在短收肌后方下降,发出肌支至闭孔外肌、大收肌和短收肌(图2-53);关节支发出细长的膝关节支穿大收肌的下部向后行至腘窝,分布于膝关节囊、交叉韧带及附近结构。

副闭孔神经偶有出现,为一小支。该神经一般沿腰大肌内侧缘下行,在耻骨肌后面跨过耻骨上支后分支分布于耻骨肌、髋关节,并与闭孔神经前支间有交通。

闭孔神经前支约在大腿中部先穿行长收肌,发出分支后,再进入股薄肌。临床用股薄肌替代肛门外括约肌手术时,应注意保留此支。

闭孔神经损伤在脊髓、腰丛病变或盆腔内肿瘤时常见。在妊娠时,由于子宫压迫或难产也可损伤闭孔神经,表现为内收肌瘫痪,大腿不能内收,两下肢交叉困难,大腿内侧上部感觉障碍。

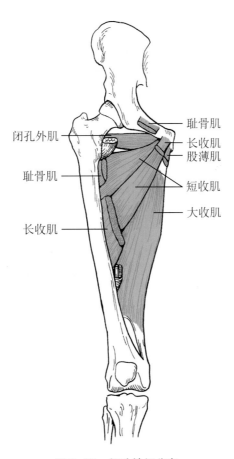

图2-53　闭孔神经分布

6. 生殖股神经　自腰大肌前面穿出后,在该肌的前面下行,然后斜越输尿管的后方行至腹股沟区,在腹股沟韧带上方分为生殖支和股支(图2-45、图2-46、图2-47)。生殖支经腹股沟管深环处进入该腹股沟管,随管内结构分布于提睾肌和阴囊(或随子宫圆韧带分布于大阴唇)。股支则穿过股鞘和阔筋膜分布于股三角区的皮肤。在腹股沟疝修补术和盲肠后位阑尾手术时,应注意勿伤及此神经。

一、骶丛的组成和位置

骶丛由第4腰神经前支的一部分和第5腰神经前支合成的腰骶干及全部骶神经和尾神经前支组成,是全身最大的脊神经丛(图2-45、图2-46)。组成骶丛的每一条骶神经前支又分为前股和后股。骶丛位于盆腔后壁,梨状肌的前面,盆筋膜及髂内动脉分支的后方。前方有输尿管经过,左侧骶丛前面有乙状结肠,右侧骶丛前面可与回肠下段为邻。骶丛整体呈三角形,尖端向坐骨大孔下部。骶丛的分支可由丛的前股、后股或前后股混合发出,可分为皮支、肌支和内脏支。

二、骶丛的分支

骶丛发出分支分布在盆壁、臀部、会阴、股后部、小腿和足部的肌肉及皮肤上。骶丛直接发出短支分布于梨状肌、闭孔内肌、股方肌等,其他分支如下。

1.臀上神经　自骶丛发出,经梨状肌上孔穿出盆腔至臀部,与臀上动脉伴行,在臀部分为上、下两支(图2-54、图2-55)。上支较小,分布于臀中肌。下支较大,与臀上动脉深支的下支伴行,分支支配臀中肌和臀小肌,终支分布于阔筋膜张肌。

2.臀下神经　自骶丛发出,经梨状肌下孔穿出盆腔至臀部,分为数支(图2-54),在臀大肌深面进入该肌,分布于臀大肌(图2-56)。

3.股后皮神经　自骶丛发出后经梨状肌下孔,伴坐骨神经和臀下动脉出盆腔至臀部。在臀大肌深面,沿坐骨神经后内侧下降,在股二头肌长头的浅面下行至腘窝。在膝关节后面,穿出深筋膜,终支沿小隐静脉下降,达小腿后面的中部,分支分布于会阴部、大腿后部、腘窝、小腿后面上部的皮肤(图2-55、图2-57)。

4.阴部神经　为支配会阴部的主要神经(图2-58)。在臀下神经的下方,经梨状肌下孔出骨盆(图2-54),伴行于阴部内动脉的内侧,绕坐骨棘经坐骨小孔至坐骨肛门窝,行于阴部管(Alcock管)内,发出分支如下。

(1)肛神经:伴肛动脉,向内横过坐骨肛门窝,支配肛门外括约肌、肛管下部和肛门周围皮肤。

(2)会阴神经:阴部神经的本干继续前行,在阴部管的前部分为会阴神经和阴茎(阴蒂)背神经两个终支。会阴神经较大,行于阴部内动脉的下方,随即分为肌支和阴囊(唇)后神经。肌支支配尿道外括约肌和坐骨海绵体肌、球海绵体肌、会阴浅横肌、会阴深横肌、尿道膜部括约肌;阴囊(唇)后神经穿入会阴浅隙,与会阴动脉的阴囊后动脉伴行,分布于阴囊(或大阴唇)后面的皮肤。

(3)阴茎(或阴蒂)背神经:进入会阴深隙,穿尿生殖膈下筋膜,于阴茎(阴蒂)背动脉的外侧,分布于阴茎(阴蒂)海绵体、阴茎背侧皮肤、包皮和阴茎(阴蒂)头。

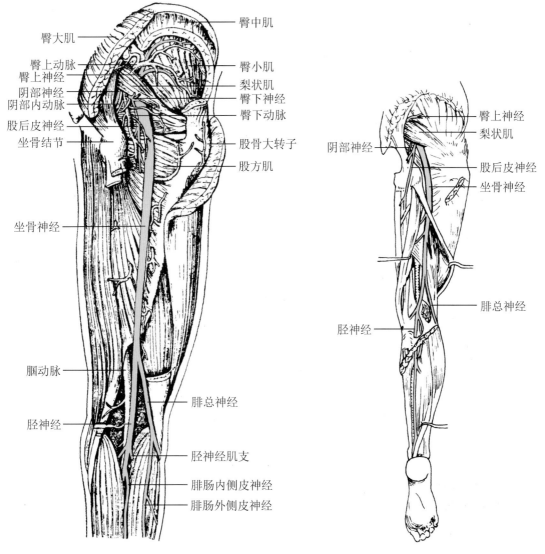

图 2-54 臀部和股后区的深层结构

图 2-55 下肢后面的神经

图 2-54 标注：
臀大肌、臀上动脉、臀上神经、阴部神经、阴部内动脉、股后皮神经、坐骨结节、坐骨神经、腘动脉、胫神经、臀中肌、臀小肌、梨状肌、臀下神经、臀下动脉、股骨大转子、股方肌、腓总神经、胫神经肌支、腓肠内侧皮神经、腓肠外侧皮神经

图 2-55 标注：
阴部神经、胫神经、臀上神经、梨状肌、股后皮神经、坐骨神经、腓总神经

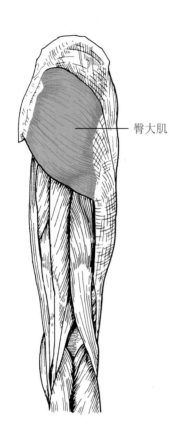

图 2-56 臀下神经分布

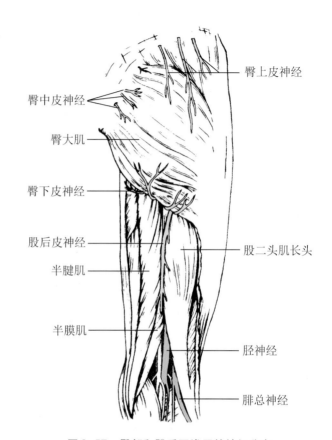

图 2-57 臀部和股后区浅层的神经分布

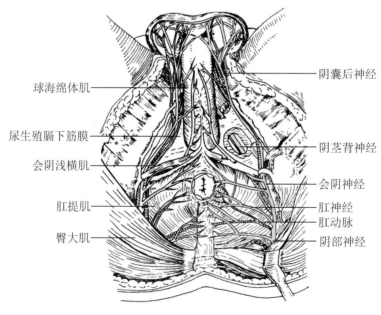

图 2-58 会阴部的神经(男性)

5.坐骨神经 是全身最粗大、最长的神经(图2-45、图2-54),起始段最宽可达2 cm,经梨状肌下孔出盆腔后,位于臀大肌深面,在坐骨结节与大转子之间的中点下降(图2-59),在临床上将此处作为坐骨神经的压痛点。继而经闭孔内肌腱、股方肌的后面、臀下动脉及股后皮神经的外侧至股部。在股后部,坐骨神经于大收肌与股二头肌长头之间,下降至腘窝。一般于腘窝的上角处分为两个终支:内侧的胫神经和外侧的腓总神经(图2-60)。坐骨神经干在股后区发出肌支分布于股二头肌、半腱肌和半膜肌(图2-61),同时发出分支分布于髋关节。

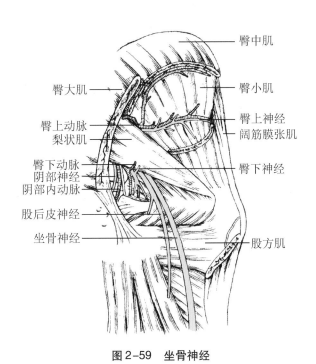

图2-59 坐骨神经

坐骨神经干的体表投影:自坐骨结节和大转子之间连线的中点,向下至股骨内、外侧髁之间中点连线,此线上2/3段,为其投影。坐骨神经痛时,常在此连线上出现压痛。

坐骨神经的变异较常见,主要表现有:①出盆腔状况多变,据国人统计资料,坐骨神经以单干出梨状肌下孔者占66.3%。另外有3种情况:以单干穿梨状肌;以一支穿梨状肌,另一支出梨状肌下孔;以一支出梨状肌上孔,另一支出梨状肌下孔呈两支夹持梨状肌者,共占33.7%,尤其是单干穿出梨状肌者,使坐骨神经干受到梨状肌收缩时的压迫,神经干长期血供不足从而影响其功能,形成"梨状肌综合征"。②坐骨神经干分成两大终支处的平面变异较大,有的分支平面很高,甚至在盆腔内就分成两支。

(1)胫神经:为坐骨神经本干的直接延续,于股后区下部沿中线下行入腘窝(图2-60、图2-62),与其深面的腘血管伴随下行,继而在小腿后区,比目鱼肌深面伴胫后血管下行,于内踝后方屈肌支持带深面的踝管处分为足底内侧神经和足底外侧神经两个终支,随后进入足底区。胫神经分布范围包括小腿后群和足底肌,小腿后面和足底的皮肤。

胫神经在腘窝的分支(图2-62～图2-64)。①腓肠内侧皮神经:伴随小隐静脉上段下行,在小腿深筋膜(固有筋膜)深面、腓肠肌内外侧头之间的沟内走行。约在小腿中点处穿出深筋膜,接受来自腓神经的交通支(腓肠外侧皮神经)后,称腓肠神经。腓肠神经沿跟腱外侧缘下降,经外踝与跟骨之间转向前行,沿足及小趾外侧缘分布。腓肠内侧皮神经分布于小腿内侧的皮肤,腓肠内侧皮神经在小腿后面,尚可与股后皮神经分支相连。②肌支:在腓肠肌两头之间发出,支配腓肠肌两头(腓肠肌内侧头的肌支有1～2支,腓肠肌外侧头者多为1支)、跖肌、比目鱼肌及腘肌(1～2支)。③关节支:一般有3支,即膝上内关节支、膝下内关节支和膝中关节支,分布于膝关节。

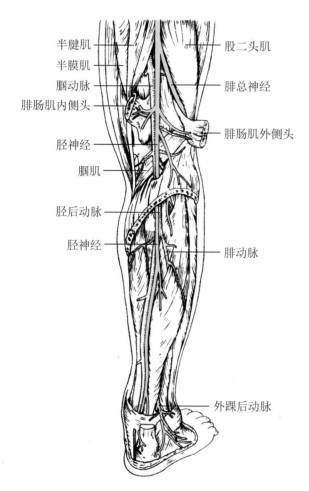

图2-60 腘窝和小腿后面的结构

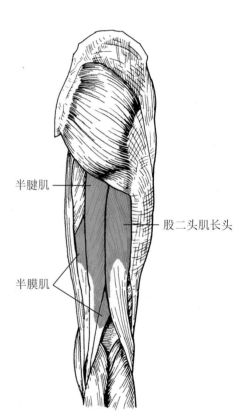

图2-61 坐骨神经在股后区的分布

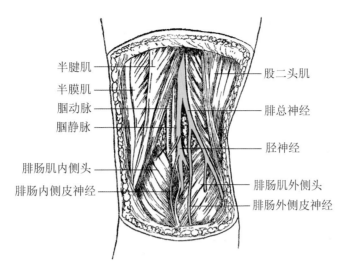

图 2-62 腘窝及其内容

半腱肌
半膜肌
腘动脉
腘静脉
腓肠肌内侧头
腓肠内侧皮神经

股二头肌
腓总神经
胫神经
腓肠肌外侧头
腓肠外侧皮神经

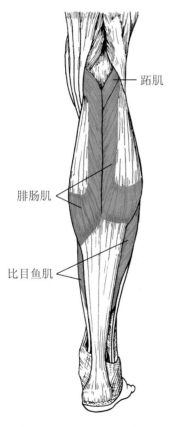

跖肌
腓肠肌
比目鱼肌

图 2-63 胫神经分布（1）

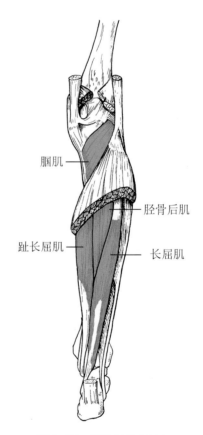

腘肌
胫骨后肌
趾长屈肌
长屈肌

图 2-64 胫神经分布（2）

胫神经的终支:①足底内侧神经较粗大,自胫神经经踝管时发出,入足底,达蹈展肌深面,经展肌与趾短屈肌之间,伴行于足底内侧动脉的外侧。其主要分支有:皮支分布于足底内侧皮肤;肌支自足底内侧神经起始处发出,至展肌及趾短屈肌;关节支分布至跗骨和跖骨间关节;发出3条趾足底总神经分布于第1至第4趾的相对缘和背面皮肤、蚓状肌、蹈短屈肌及趾关节。②足底外侧神经较小,与足底内侧神经分开后,经展肌的深面,斜向前外侧,至足底外侧,分布于足底外侧半,第4、5趾的相对缘及背面的皮肤、足底中间群和外侧群肌及跗骨间关节、跗跖关节和跖趾关节(图2-65)。

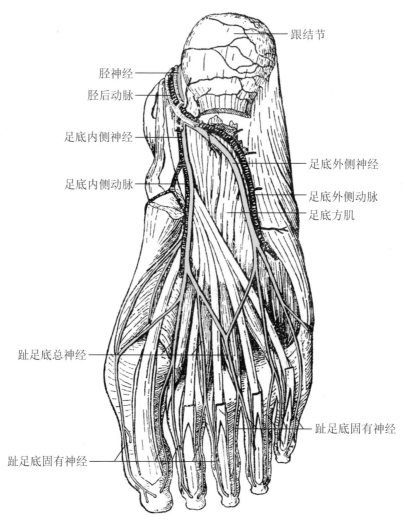

图2-65 足底的神经分布

胫神经的体表投影:自股骨内、外侧髁之间中点向下至内踝后方连线。

胫神经损伤后主要表现为小腿后群肌无力,足不能跖屈,不能以足尖站立,内翻力弱,足底皮肤感觉障碍明显。由于小腿前外侧群肌过度牵拉,使足呈背屈、外翻位,出现"钩状足"畸形(图2-66)。

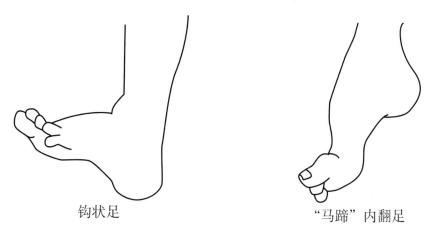

钩状足   "马蹄"内翻足

图2-66 胫神经和腓总神经损伤后足的畸形

(2)腓总神经:腓总神经由坐骨神经分出后,沿腘窝上外侧界的股二头肌腱内侧向外下走行(图2-60、图2-62),继而绕腓骨颈向前,穿过腓骨长肌,分为腓浅神经和腓深神经(图2-51、图2-52)。腓总神经分布范围包括小腿前、外侧群肌,足背肌和小腿外侧、足背、趾背的皮肤,膝关节前外侧部及胫腓关节。

腓浅神经分出后,下行于腓骨长、短肌与趾长伸肌之间,沿途分支到腓骨长、短肌,在小腿中下1/3交界处浅出成为皮支,分布于小腿外侧、足背和第2~5趾背的皮肤(图2-52、图2-67)。

腓深神经分出后斜向前下行,伴随胫前血管下行于小腿前群肌之间,经踝关节前方达足背。分布于小腿前群肌、足背肌和第1、2趾相对缘的皮肤(图2-52、图2-68、图2-69)。

腓总神经体表投影:从腘窝上角,经股二头肌内侧缘至腓骨小头下后方做一连线,即为腓总神经的表面投影。

腓深神经体表投影:腓骨小头内下侧为一点,足背横纹上,跗长伸肌腱内缘为一点,胫前点为一点,三点连线为腓深神经在下肢的体表投影,继续下行至第1、2趾背面。

腓浅神经体表投影:自腓骨颈外侧自腓总神经分出后,沿腓骨长、短肌之间下降,在小腿中、下1/3处穿深筋膜浅出为皮支,继续下行至足背及足趾,分布于小腿外侧、足背和第2~5趾背侧皮肤。

腓总神经绕行腓骨颈处位置表浅,易受损伤。受损伤后,足不能背屈,趾不能伸,足下垂且内翻,呈"马蹄"内翻足畸形。行走时呈"跨阈步态"。小腿前外侧及足背感觉障碍明显(图2-66)。

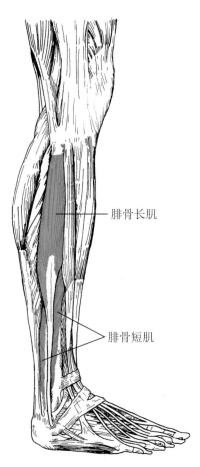

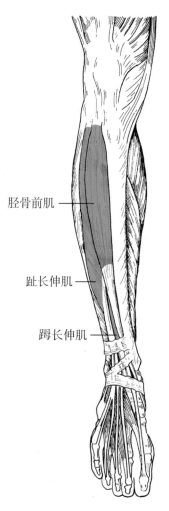

胫骨前肌

腓骨长肌

趾长伸肌

跨长伸肌

腓骨短肌

图 2-67 腓浅神经分布　　　　图 2-68 腓深神经分布

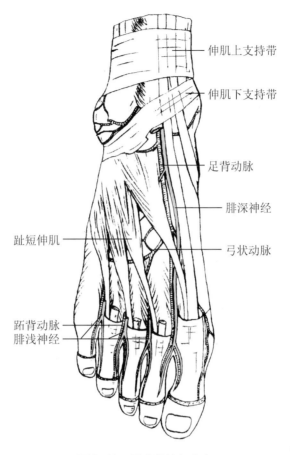

伸肌上支持带

伸肌下支持带

足背动脉

腓深神经

趾短伸肌

弓状动脉

跖背动脉

腓浅神经

图 2-69　足背的神经分布

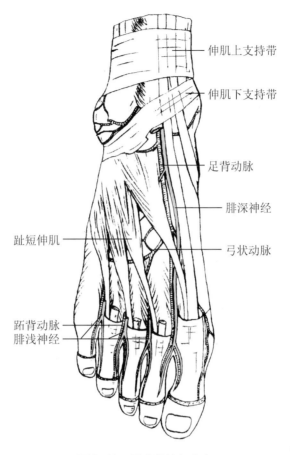

第七节　脊神经的节段性分布

一、脊神经分布的节段性规律

在人体胚胎发育过程中,每个脊髓节段所属的脊神经都分布到相应的体节,包括肌节和皮节。此后随着发育过程的进行,肌肉、皮肤有了形态和位置的改变和迁移,但仍然与原来所属的脊神经相联系。因而,每对脊神经分布都存在一定规律(图 2-70 ~ 图 2-72),尤其是脊神经皮支的分布规律有一定临床应用价值。

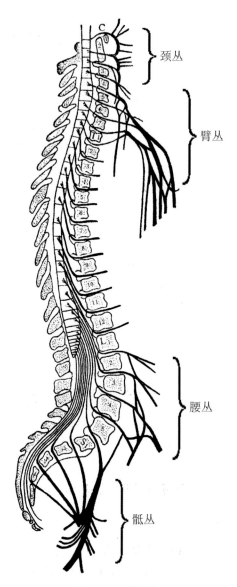

图 2-70 脊神经

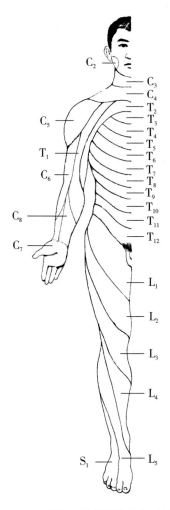

图 2-71 脊神经的节段性分布(前面)

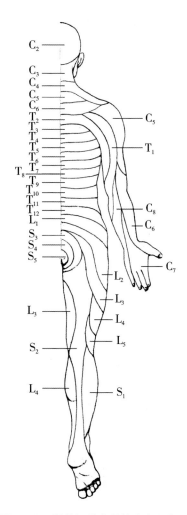

图 2-72 脊神经的节段性分布(后面)

　　脊神经皮支的分布规律简介如下:在躯干的颈神经和胸神经皮肤分布区节段性明显,其分布区由上向下依顺序分节段排列。如第 4 胸神经皮支分布于乳头平面,第 6 胸神经皮支分布于剑胸结合平面等(见胸神经)。四肢的皮神经分布也有一定规律性(图 2-73 ~ 图 2-77),大致按肢芽长出的方向,在分布到肢体的神经顺序中,最上、最下者分布于肢体近侧部近躯干处;而顺序中间的诸神经,则分布于肢体的远侧部。如分布上肢的臂丛由第 5 ~ 8 颈神经和第 1 胸神经前支组成,而第 5 颈神经和第 1 胸神经分布到上肢较近侧,顺序中间的第 6 ~ 8 颈神经分布于上肢远侧、手区。

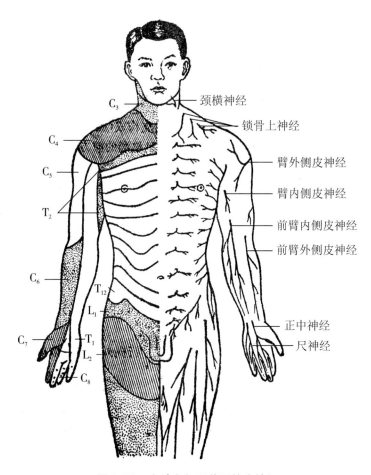

图2-73 上肢和躯干前面的皮神经

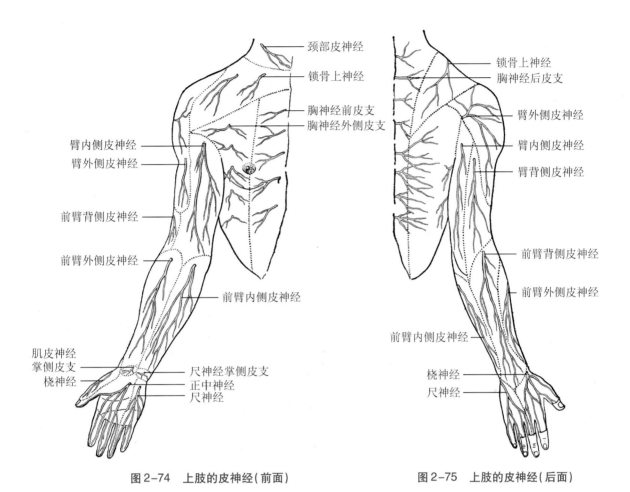

图 2-74 上肢的皮神经(前面)

图 2-75 上肢的皮神经(后面)

颈部皮神经
锁骨上神经
胸神经前皮支
胸神经外侧皮支
臂内侧皮神经
臂外侧皮神经
前臂背侧皮神经
前臂外侧皮神经
前臂内侧皮神经
肌皮神经
掌侧皮支
桡神经
尺神经掌侧皮支
正中神经
尺神经

锁骨上神经
胸神经后皮支
臂外侧皮神经
臂内侧皮神经
臂背侧皮神经
前臂背侧皮神经
前臂外侧皮神经
前臂内侧皮神经
桡神经
尺神经

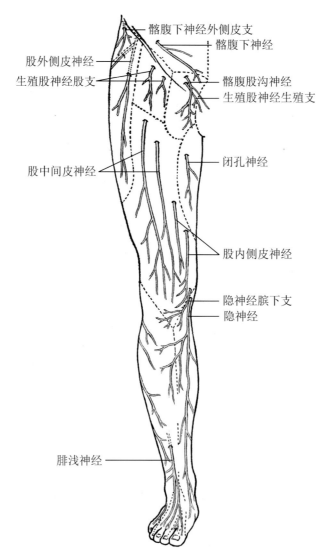

髂腹下神经外侧皮支

髂腹下神经

股外侧皮神经

生殖股神经股支

髂腹股沟神经

生殖股神经生殖支

股中间皮神经

闭孔神经

股内侧皮神经

隐神经膑下支

隐神经

腓浅神经

图 2-76　下肢的皮神经（前面）

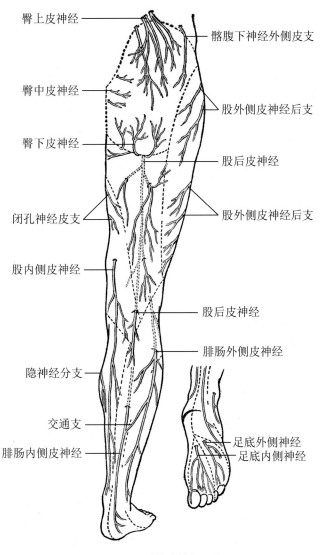

臀上皮神经

髂腹下神经外侧皮支

臀中皮神经

股外侧皮神经后支

臀下皮神经

股后皮神经

闭孔神经皮支

股外侧皮神经后支

股内侧皮神经

股后皮神经

腓肠外侧皮神经

隐神经分支

交通支

足底外侧神经
足底内侧神经

腓肠内侧皮神经

图2-77　下肢的皮神经(后面)

二、皮神经分布的重叠性

　　相邻两条皮神经的分支分布区域有相互重叠现象,当一条皮神经受损伤时,仅出现皮神经分布区的感觉迟钝,而当两条以上相邻的皮神经损伤时,才出现分布区的感觉完全消失(图2-78)。了解脊神经皮肤分布的节段性和重叠性的规律,对临床神经系统疾病的定位诊断有重要参考意义。

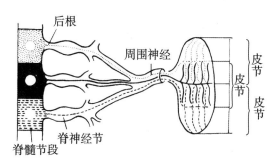

图 2-78　脊神经在皮肤的羽状重叠分布

第八节　全身主要关节的神经分布

　　关节多接受附近神经的关节支或肌支的分支分布,一般每个关节都接受多条神经的分布。这些神经分布于关节囊和附近韧带,并在滑膜上形成神经网,滑膜炎症刺激,关节疼痛剧烈,而关节囊纤维层和韧带的疼痛定位不明显,关节面则无明确感觉。

　　1.脊柱的关节突关节、椎间盘及椎体的神经　来自每对脊神经的脊膜支。双侧的脊膜支返回椎间孔后分成上升支和下降支达邻近椎间盘为止。两侧神经分支间互相吻合交织后再发细支分布于椎体、椎间盘、关节突关节、附近韧带及脊髓的被膜和血管。

　　2.肩关节的神经　由肩胛上神经、肩胛下神经、腋神经、胸外侧神经及肌皮神经的关节支分布。腋神经多分上、下两支,分布于肩关节囊前外侧区,当腋神经穿四边孔后行时,又发支分布于关节囊的后下部。肩胛下神经分支分布于关节囊前面,而肩胛上神经分支则分布于关节囊后面。胸外侧神经分布于关节囊上面,肌皮神经发细支分布于关节囊前上面。

　　3.肘关节的神经　正中神经分支分布于肘关节囊前内侧部;肌皮神经的分支分布于关节囊前部;尺神经发出多条小支分布于关节囊的后内侧壁;桡神经则分支分布于关节囊后外侧壁。

　　4.桡腕关节的神经　主要来自骨间前神经和骨间后神经分支。

　　5.骶髂关节的神经　第5腰神经和第1骶神经前支分布于关节前面;后支分布于关节后面。

　　6.髋关节的神经　有来自坐骨神经的股方肌支、股神经的股直肌支、闭孔神经的关节支分布。股神经及闭孔神经也分支分布于膝关节,因此,当髋关节疾病时常有膝关节的牵涉痛应注意鉴别。

　　7.膝关节的神经　关节前面有股神经、隐神经、闭孔神经的关节支分布;关节后面主要由胫神经和腓总神经的关节支分布;并有隐神经及股二头肌肌支的分支分布。

　　半月板的神经供应来源于关节周围的神经丛。

　　8.踝关节的神经　踝关节的神经主要来源于胫神经分支分布于关节后部,腓深神经分支分布于关节前面,隐神经分支分布于关节内后方,腓肠神经分支分布于关节的外后方。

　　了解主要关节的神经分布可供临床诊治参考。

第三章

脑神经

第一节 脑神经总论

脑神经是与脑相连的周围神经,它将脑与头颈及胸腹部器官的感受器和效应器联系起来,共有12 对,它们的顺序和名称是:Ⅰ嗅神经、Ⅱ视神经、Ⅲ动眼神经、Ⅳ滑车神经、Ⅴ三叉神经、Ⅵ展神经、Ⅶ面神经、Ⅷ前庭蜗神经、Ⅸ舌咽神经、Ⅹ迷走神经、Ⅺ副神经、Ⅻ舌下神经。

各对脑神经由颅底的孔或裂出入颅腔,除了迷走神经行程远达胸、腹腔的脏器外,其余脑神经主要分布于头、面部和颈部。

与脊神经相比,脑神经的纤维成分更为复杂,究其原因是胚胎发育过程中头、面部和颈部分化出现了一些躯干和四肢所没有的感觉器官,如嗅器、视器、听器、平衡器和味器等,分布于这些结构的感受器的神经纤维是脊神经所没有的。另外,头、面部和颈部骨骼肌的发育来源与分布在躯干和四肢的骨骼肌相比,除了来自肌节外,还有来自胚胎鳃弓的部分。通常把分布到视器、听器和平衡器的神经纤维视为与躯体感觉有关的成分,把分布到嗅器和味器的神经纤维视为与内脏感觉有关的成分,而把分布到鳃弓衍化来的骨骼肌的神经纤维视为与内脏运动有关的成分(鳃弓是某些内脏发生的原基),因此,脑神经具有 7 种纤维成分,在 3 种脑神经特有的纤维成分的前面加上"特殊"二字。现将脑神经的 7 种纤维成分归纳如下。

1. 一般躯体感觉纤维　分布于皮肤、肌、肌腱和眶内、口、鼻大部分黏膜。

2. 特殊躯体感觉纤维　分布于外胚层衍化来的特殊感觉器官即视器和前庭蜗器。

3. 一般内脏感觉纤维　分布于头、颈、胸、腹的脏器。

4. 特殊内脏感觉纤维　分布于味蕾和嗅器。虽然这些感受器是由外胚层衍化而来,但与进食等内脏功能相关,故将与它们联系的纤维称为特殊内脏感觉纤维。

5. 一般躯体运动纤维　分布于中胚层衍化来的眼球外肌、舌肌等横纹肌。

6. 一般内脏运动纤维　分布于平滑肌、心肌和腺体。

7. 特殊内脏运动纤维　分布于咀嚼肌、表情肌和咽喉肌等。这些肌虽然都是横纹肌，但却是由和消化管前端密切相关的鳃弓衍化而来，因此称分布到这些横纹肌的神经纤维为特殊内脏运动纤维。

相比脑神经与脊神经，差别主要如下。

（1）每一对脊神经都是混合性的，但脑神经却不同，虽然总体上包括7种纤维成分，但每一对所包含的纤维成分种类多少不同，因此，脑神经根据纤维成分可划分为三种：①感觉神经，如Ⅰ、Ⅱ、Ⅷ对脑神经只有感觉纤维，与头部的特殊感觉器官相联系；②运动神经，如Ⅲ、Ⅳ、Ⅵ、Ⅺ、Ⅻ对脑神经只含有运动纤维；③混合神经，如Ⅴ、Ⅶ、Ⅸ、Ⅹ对脑神经中既含感觉纤维，又含运动纤维。

（2）头部分化出特殊的感觉器，随之也出现了与之相联系的Ⅰ、Ⅱ、Ⅷ对脑神经。

（3）脑神经中的内脏运动纤维均为副交感纤维，包含在Ⅲ、Ⅶ、Ⅸ、Ⅹ对脑神经中。而脊神经所含有的内脏运动纤维，既有交感纤维也有副交感纤维，每对脊神经中均包含交感纤维，第2～4骶神经中含有副交感纤维。Ⅲ、Ⅶ、Ⅸ、Ⅹ对脑神经中的内脏运动纤维（副交感性）从脑的相应中枢发出后，先终止于相应的副交感神经节，节内的神经元再发出纤维分布于该神经所支配的平滑肌、心肌和腺体，因此，在这几对脑神经行程中会出现某个副交感神经节。其中与第Ⅹ对脑神经内脏运动纤维相连的副交感神经节多位于所分布的器官近旁或壁内。

脑神经中躯体感觉和内脏感觉纤维的胞体绝大多数是假单极神经元，在脑外集中成神经节包括：Ⅴ对脑神经的三叉神经节、Ⅶ对脑神经的膝神经节、Ⅸ对脑神经的上神经节和Ⅹ对脑神经的下神经节，其性质与脊神经节相同，均为感觉性神经节。而由双极神经元胞体集中构成的Ⅷ前庭神经节和蜗神经节，位于耳内，它们是与平衡、听觉传入相关的神经节（图3-1）。

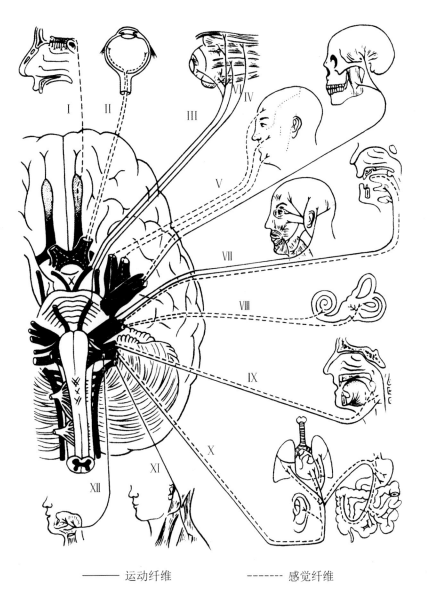

——— 运动纤维　　　------- 感觉纤维

图 3-1　脑神经概况

第二节 脑神经各论

一、嗅神经

嗅神经为特殊内脏感觉纤维,传导嗅觉,由上鼻甲以上和鼻中隔上部黏膜内的嗅细胞中枢突聚集而成,嗅细胞的中枢突形成无髓的嗅神经纤维,它们集合成一些神经束,向上穿行在黏膜下层交叉形成丛状,最终形成约20条神经束,称嗅丝(图3-2)。嗅丝排列成内、外两组穿过筛骨筛板的筛孔,入颅前窝,穿硬脑膜、蛛网膜和软脑膜,终止于嗅球。

嗅丝穿经脑膜时,被三层脑膜包绕形成管状鞘,鞘与嗅丝向下延续于鼻腔,硬脑膜延续至鼻腔的骨膜,蛛网膜和软脑膜移行为神经膜。蛛网膜下隙沿神经周围间隙延续至鼻腔,与鼻腔黏膜的组织间隙相连通。因此,当鼻腔感染时,可经此途径引起脑膜的感染。严重创伤累及颅前窝时,有可能撕断嗅神经,或使嗅球与嗅神经分离,导致嗅觉丧失。颅底骨折累及脑的被膜,有可能脑脊液流入鼻腔,造成脑脊液鼻漏。

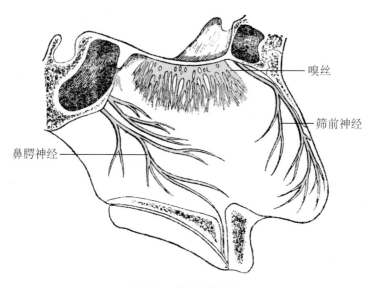

图3-2　鼻黏膜的嗅丝

二、视神经

视神经为特殊躯体感觉神经,传导视觉冲动。视网膜节细胞的轴突,在视神经盘处聚集,穿过巩膜筛板后形成视神经。视神经在眶内长 2.5 ~ 3.0 cm,行向后内,穿经视神经管入颅中窝,颅内段长 1.0 ~ 1.2 cm,向后内走行至垂体前方连于视交叉,再经视束连于间脑(图3-3 ~ 图3-5)。

视神经是胚胎发生时,间脑向外突出形成视器过程中的一部分,因此,视神经外面包有三层由脑膜延续而来的三层被膜,称为视神经鞘,这三层膜一直延续至眼球。硬脑膜的外层为厚的纤维膜,向前移行于巩膜。菲薄的中层为蛛网膜的延续,与外层之间有硬膜下隙,与内层之间有蛛网膜下隙。内层续自软脑膜,含有血管,紧密包绕神经。所以当颅内压增高时,常出现视神经盘水肿,脑膜或视神经的疾患也常沿此途径互相累及。

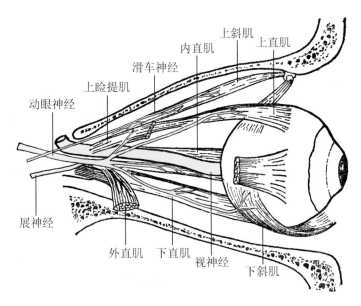

图 3-3 右侧眶内结构示意

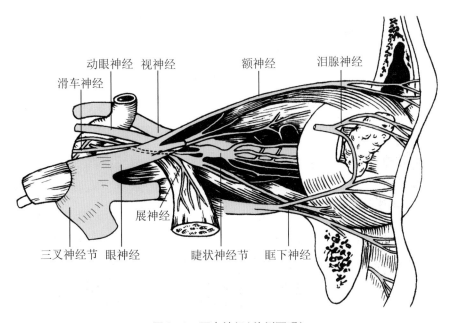

图 3-4 眶内神经（外侧面观）

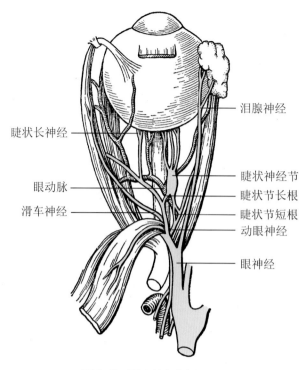

图 3-5 眶内神经(上面观)

三、动眼神经

动眼神经为运动神经,含有一般躯体运动和一般内脏运动两种纤维。一般躯体运动纤维起于中脑上丘平面的动眼神经核,一般内脏运动纤维起于中脑的动眼神经副核。两种纤维合并成动眼神经后,自中脑腹侧脚间窝出脑,紧贴小脑幕切迹缘和蝶鞍后床突侧面前行,穿行于海绵窦外侧壁上部,再经眶上裂入眶,分成上、下两支(图 3-6)。

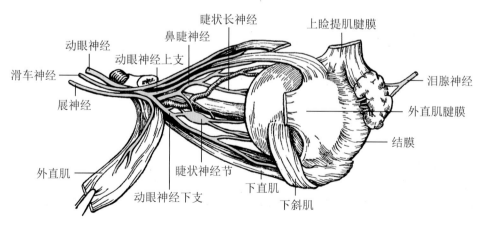

图 3-6 眶内血管、神经(外侧面观)

1. 动眼神经上支 较小,在眶内位于上直肌与视神经之间(图3-6)。分支前行几毫米进入上直肌后,绕过该肌内侧缘,止于上睑提肌。

2. 动眼神经下支 沿视神经的下方向前,分为3支(图3-6):一支在视神经下方行至内直肌;另一支至下直肌;第3支最长,在下直肌与外直肌之间前行至下斜肌。从下斜肌支分出一短支,行向睫状神经节下部,称为睫状神经短根。此根含有薄髓纤维,为动眼神经副核发出的副交感节前纤维,进入睫状神经节交换神经元(图3-4~图3-6),节后纤维进入眼球,分布于睫状肌和瞳孔括约肌,参与调节反射和瞳孔对光反射。

3. 睫状神经节 为扁平椭圆形的副交感神经节(图3-4~图3-6),位于视神经后外侧与外直肌之间,约2 mm×2 mm大小,一般习惯将外形上与神经节相连的一些神经小支称为神经节的根。睫状神经节有感觉、交感、副交感3种根。①副交感根,即睫状神经节短根,来自动眼神经中的内脏运动纤维在此节交换神经元。自节内神经细胞发出的节后纤维加入睫状短神经进入眼球。②交感根,来自颈内动脉丛,穿过神经节加入睫状短神经,进入眼球后支配瞳孔开大肌和眼球血管。③感觉根,来自三叉神经第1支眼神经的鼻睫神经,穿过神经节随睫状短神经入眼球,传导眼球的一般感觉。睫状短神经一般6~10条,自睫状神经节发出,经眼球后极,视神经周围进入眼球。由于随动脉而来的交感神经纤维和鼻睫神经的感觉神经纤维都穿过此节而达眼球,因此,阻滞麻醉此节及其附近的神经根,就可阻断结膜、角膜、眼球中膜各部的感觉;同时可使眼内血管收缩降低眼内压,所以眼科常作此神经节麻醉以达上述目的,称球后麻醉。一般自眶下缘外、中1/3交界处进针,向鼻侧30°方向,深达约3.5 cm即可达此节附近。动眼神经损伤后,可致上睑提肌、上直肌、内直肌、下直肌、下斜肌瘫痪;出现上睑下垂、瞳孔斜向外下方及瞳孔扩大、对光反射消失等症状。

四、滑车神经

滑车神经为运动神经,起始于滑车神经核,此核位于中脑下丘平面,中脑水管周围灰质的腹内侧,动眼神经核的尾侧。滑车神经自中脑背侧下丘下方出脑,绕过大脑脚外侧前行,也穿经海绵窦外侧壁向前,经眶上裂入眶,越过上直肌和上睑提肌向前内侧行,进入并支配上斜肌(图3-3、图3-5、图3-7)。

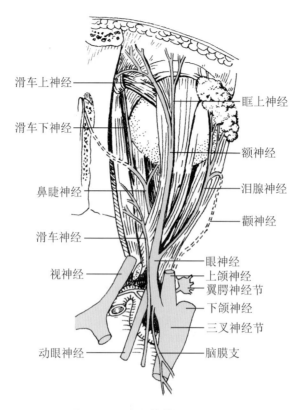

图3-7 眶内血管神经(上面观)

滑车上神经
滑车下神经
鼻睫神经
滑车神经
视神经
动眼神经

眶上神经
额神经
泪腺神经
颧神经
眼神经
上颌神经
翼腭神经节
下颌神经
三叉神经节
脑膜支

五、三叉神经

三叉神经为最粗大的混合神经,含一般躯体感觉和特殊内脏运动纤维。其特殊内脏运动纤维发自于脑桥中段的三叉神经运动核,此核的纤维组成三叉神经的运动根,位于感觉根的下内侧,和感觉纤维一起从脑桥基底部与小脑中脚交界处出、入脑。运动根出脑后随即进入三叉神经的第3个分支下颌神经中,随下颌神经经卵圆孔出颅,分支分布于咀嚼肌。运动根内还含有从外周至三叉神经中脑核的有关纤维,主要传导咀嚼肌的本体感觉。

三叉神经以一般躯体感觉纤维为主要成分,这些纤维的感觉神经元胞体集中在三叉神经节(半月节)内。该神经节位于颅中窝颞骨岩部尖端前面的三叉神经压迹内,为硬脑膜形成的被囊所包裹。三叉神经节内的感觉神经元均为假单极神经元,其中枢突集中构成了粗大的三叉神经感觉根,在脑桥基底部与小脑中脚交界处入脑,止于三叉神经感觉核,其中传导痛、温觉的纤维主要终止于三叉神经脊束核,传导触觉的纤维主要终止于三叉神经脑桥核。三叉神经节内假单极神经元的周围突则组成三叉神经的三大分支,即眼神经、上颌神经和下颌神经(图3-8、图3-9)。这些分支分布于面部皮肤,眼眶和眼球的黏膜、口腔、鼻腔和鼻旁窦的黏膜以及牙髓腔和脑膜等广泛区域,传导这些部位的浅、深感觉(图3-10)。

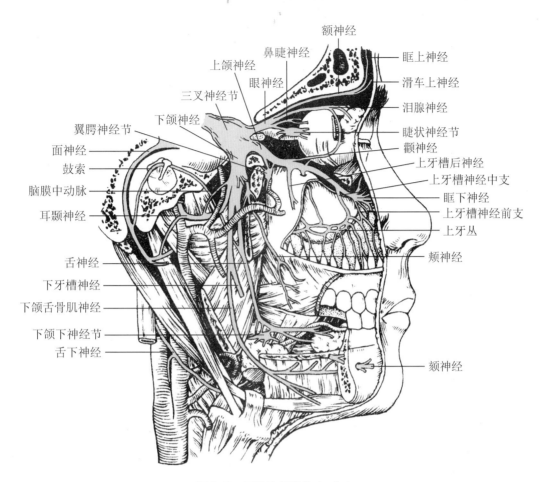

图3-8 三叉神经的分支、分布

（一）眼神经

眼神经仅含有一般躯体感觉纤维，为感觉性分支。眼神经自三叉神经节发出后，在伴行的动眼神经和滑车神经下方，穿经海绵窦外侧壁后，经眶上裂入眶。在眶内，眼神经分支分布于眶壁、眼球、泪腺、结膜和部分鼻腔黏膜，上睑、鼻背及额顶部皮肤（图3-7、图3-8），此外，尚有分支至硬脑膜。眼神经的分支如下：

1. 额神经 为眼神经最上面的分支，直径较粗大，行于眶顶骨膜与上睑提肌之间。前行途中发出2~3支分支，其中经眶上切迹伴同名血管穿出者，称眶上神经，分布于额顶和上睑部皮肤。另一支向内前经滑车上方出眶，称滑车上神经，分布于鼻背和内眦附近的皮肤（图3-7、图3-8）。

2. 泪腺神经 为一支较细小的分支，从眼神经发出后，沿眶外侧壁，在外直肌上方行向前外到达并分布于泪腺（图3-5、图3-7）。此外，泪腺神经还有更小分支穿外眦到达面部，分布于上睑和外眦部的皮肤。泪腺神经的纤维成分为感觉性质的，主要传导泪腺及附近区域的感觉冲动，但是泪腺神经与来自上颌神经的颧神经之间有交通，由此可将颧神经中来自面神经的副交感纤维传导入泪腺。

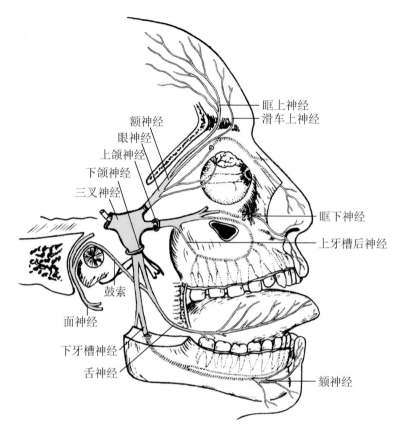

眶上神经
滑车上神经

额神经
眼神经
上颌神经
下颌神经
三叉神经

眶下神经
上牙槽后神经

鼓索

面神经

下牙槽神经
舌神经

颏神经

图 3-9　三叉神经的主要分支

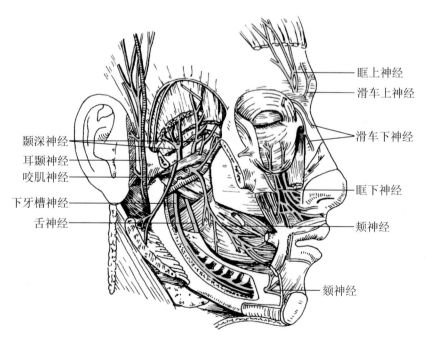

眶上神经
滑车上神经

滑车下神经

颞深神经
耳颞神经
咬肌神经

下牙槽神经
舌神经

眶下神经

颊神经

颏神经

图 3-10　下颌神经

3. **鼻睫神经** 自眼神经发出后,在上直肌和视神经之间向前内走行到达眶内侧壁,沿途发出较多分支(图3-7、图3-8)。鼻睫神经发出的较大分支为滑车下神经,行于上斜肌下方,在滑车下方出眶,分布于鼻背和眼睑的皮肤和泪囊;发出筛前神经和筛后神经主要分布于筛窦、鼻腔黏膜和硬脑膜;发出睫状长神经在眼球后方穿入眼球,分布于角膜、睫状体和虹膜等处。此外,鼻睫神经尚有小支连于睫状神经节,构成该神经节的感觉根。

(二)上颌神经

上颌神经与眼神经一样,全部由躯体感觉纤维组成。该神经干自三叉神经节前缘发出后,向前内侧行,进入海绵窦外侧壁,在其下部向前经圆孔出颅到达颞下窝,继续前行至翼腭窝上部,后经眶下裂入眶,延续为眶下神经。上颌神经主要分布于上颌牙齿、口腔和鼻腔黏膜、睑裂与口裂之间的皮肤以及部分硬脑膜。其主要分支如下。

1. **眶下神经** 是上颌神经的直接延续(图3-8、图3-9)。上颌神经经眶下裂入眶后改称为眶下神经。眶下神经与眶下动脉伴行,经眶下沟、眶下管,向前经眶下孔穿出至面部散开。眶下孔为临床上颌部手术时经常采用的麻醉部位。眶下神经分成4组终末支:下睑支、鼻内支、鼻外支、上唇支,分布于鼻翼、下睑、颊部皮肤与颊黏膜以及上唇。这些上颌神经的分支与面神经的分支交错形成眶下丛。

2. **颧神经** 分支较细小(图3-8),在翼腭窝处分出,经眶下裂入眶后分为两终支,穿过眶外侧壁后分布于颧、颞部皮肤。颧神经含有来自面神经的副交感节后纤维,通过与眼神经的泪腺神经之间的交通支,将这些副交感纤维传导入泪腺神经,调控泪腺分泌。

3. **上牙槽神经** 分为上牙槽后、中、前3条分支(图3-8),其中上牙槽后支在翼腭窝内从上颌神经本干发出后,穿上颌骨体后面进入上颌窦;上牙槽中支和前支分别在眶下沟和眶下管内从眶下神经分出,向下穿上颌骨进入上颌窦。上牙槽神经的3条分支在上颌骨骨质内相互吻合形成上牙槽神经丛后,分支分布于上颌牙的牙髓腔、牙龈和上颌窦内黏膜。

4. **翼腭神经** 也称神经节支,为2~3条细小的神经分支。从上颌神经主干行经翼腭窝上方的一段发出,向下连于翼腭神经节(副交感神经节)(图3-8)。穿过神经节后分布于腭部和鼻腔的黏膜以及腭扁桃体,传导这些区域的感觉冲动。

此外,上颌神经出颅前还发出脑膜支,分布于颅中窝的硬脑膜和小脑幕等处。

(三)下颌神经

下颌神经是三叉神经三大分支中最粗大的一支(图3-8),含有一般躯体感觉纤维和特殊内脏运动纤维,属混合神经。粗大的感觉纤维从三叉神经节外侧部发出后前行,自卵圆孔出颅后,入颞下窝,细小的运动纤维在三叉神经节深面走行,出颅后与感觉纤维合并在一起,在翼外肌深面分为前、后两干,前干细小,除发出肌支分布于咀嚼肌、鼓膜张肌和腭帆张肌外,还发出一支颊神经。后干粗大,除分支分布于硬脑膜、下颌牙及牙龈、舌前2/3及口腔底的黏膜、耳颞区和口裂以下的皮肤外,还发分支支配下颌舌骨肌和二腹肌前腹。下颌神经主要分支如下。

1. **耳颞神经** 耳颞神经以两根起于下颌神经后干,多为两根间夹持脑膜中动脉,在动脉的后方合成一支,经下颌颈内侧转向上行,与颞浅血管伴行穿出腮腺,经外耳门前方向上分布于颞区皮肤,耳颞神经还有分支至腮腺实质深面,传导感觉冲动,并将来源于舌咽神经的副交感纤维进入腺体,管理腮腺的分泌(图3-8、图3-10)。

2.颊神经 自下颌神经前干发出后沿颊肌外面向前下行,分布于颊部皮肤及口腔侧壁黏膜(图3-8、图3-10)。

3.舌神经 从下颌神经后干发出后,紧贴下颌支内侧下降,沿舌骨舌肌外侧呈弓状越过下颌下腺上方,前行达口腔底部,分布于口腔底部及舌前2/3部的黏膜,传导该区域的一般感觉(图3-8、图3-9)。舌神经在行程中,还接受了来自面神经的分支(鼓索)带来的两种神经纤维:内脏运动纤维(副交感纤维)和特殊内脏感觉纤维(传导味觉的纤维)。分别支配下颌下腺、舌下腺的分泌和舌前2/3区域的味觉刺激。

4.下牙槽神经 为下颌神经后干,是混合神经,含有一般躯体感觉纤维和特殊内脏运动纤维,在舌神经后方沿翼内肌外侧下行,在下颌支内侧穿下颌孔入下颌管,在管内分支组成下牙槽神经丛,分支分布于下颌牙及牙龈,其终支自下颌骨颏孔穿出,称颏神经,分布于颏部及下唇的皮肤和黏膜。下牙槽神经中的运动纤维常独立成干,组成下颌舌骨肌神经,支配下颌舌骨肌及二腹肌前腹(图3-9)。

5.咀嚼肌神经 下颌神经中大部分的运动纤维在该神经穿过卵圆孔后即离开下颌神经干形成较短的分支,有咬肌神经、颞深神经、翼内肌神经、翼外肌神经,分别支配4块咀嚼肌(图3-10)。

(四)三叉神经阻滞点

1.眶上神经阻滞点 眶上切迹(或眶上孔):位于眶上缘中、内1/3交界或中点附近,眶上缘1~4 mm处,其形态和位置的个体差异较大,其宽度多为5~6 mm,一般可自体表皮肤摸到。可自眉毛上方进针。

2.上颌神经阻滞点 翼腭窝:可选取颧骨弓上入路,取颧骨与颞骨颧突的交角处为进针点,针尖向着前上方眼眶的顶端,刺入5 cm的深度可触及上颌神经;还可选取前外侧入路,在颧弓与下颌切迹形成的椭圆形窝的前端即冠突后缘为穿刺点,对准眼睑外缘进针,深约4 cm至翼腭窝内。

3.眶下神经阻滞点 眶下孔处:距前正中线2.5 cm的耳侧,眶下缘中点下方7 mm处。以鼻翼上端外缘0.4 cm耳侧为进针点,调整针尖角度后刺入眶下孔,在此处多为局麻药阻滞;可将针尖的刺入方向调整为平行于眶下孔,从而刺入眶下孔内;或针尖的刺入方向和眶下孔不平行,调节阻滞针的进针角度,使阻滞针的针尖只到达眶下孔的侧壁,采用神经破坏药来阻滞眶下神经,达到止痛的目的。

4.下颌神经阻滞点 在下颌神经从卵圆孔出颅部位进行阻滞。可在耳屏前2 cm鼻侧,颧弓下缘与下颌骨冠突与髁突之间进针;在口角外上方3 cm处可触及颧牙槽嵴,在其根部进针,与皮肤呈45°角,再向后上内进针。或者选择口内注射法,嘱患者大张口,下牙冠平面与地面平行,将注射器放于对侧口角相当于下颌第一、二前磨牙间与中线呈45°角,注射器高于下颌牙冠平面1 cm,进针达骨面后注射阻滞药。

5.下牙槽神经阻滞点 可在下颌第三磨牙平面颊缘延长线上方1 cm处进针。

6.颏神经阻滞点 在颏孔外上方进行阻滞。颏孔位于距正中线3 cm的外侧,第二前磨牙根部下方1 cm,下颌骨上下缘的中点处。可在颏孔耳侧0.5 cm,头侧0.5 cm处进针。

三叉神经节阻滞:从眶外缘向下方引一条与正中线平行的垂直线,与从口角外侧水平方向引线的交叉点即为进针点。

三叉神经的三大分支在头、面部皮肤的分布,以眼裂和口裂为界,其中眼神经分布于眼裂以上的皮肤,上颌神经分布于眼裂与口裂之间的皮肤,下颌神经分布于口裂以下及耳颞部的皮肤(图3-11)。临床上常见的三叉神经痛可以表现为三叉神经所有分支分布区的疼痛,也可以仅表现为该神经某一支或两支分布区的疼痛,此时如压迫眶上孔、眶下孔或颏孔时,可诱发该患支分布区的疼痛,由此可帮助确认三叉神经发生病变的分支。

一侧三叉神经损伤时,感觉障碍表现为同侧头、面部皮肤以及眼、口腔和鼻腔黏膜的一般感觉丧失,此时角膜反射也因角膜的感觉丧失而消失;运动障碍则表现为一侧咀嚼肌的瘫痪和与病变时间延长相伴随的肌萎缩,此时患者张口时下颌偏向患侧。

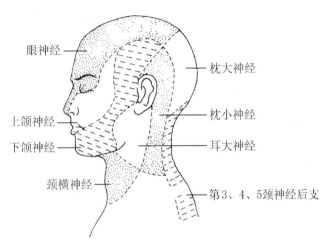

图3-11　三叉神经皮支的分布区

六、展神经

展神经属躯体运动神经,神经纤维起于脑桥的展神经核。纤维发出后向腹侧穿行,自延髓脑桥沟中线两侧出脑,前行至颞骨岩部尖端,自后壁穿入海绵窦,在窦内沿颈内动脉外下方前行,经眶上裂入眶,分布于外直肌(图3-6、图3-12)。

展神经损伤可引起外直肌瘫痪,产生内斜视。

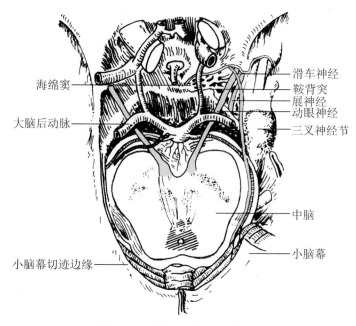

海绵窦

大脑后动脉

小脑幕切迹边缘

滑车神经
鞍背突
展神经
动眼神经
三叉神经节

中脑

小脑幕

图 3-12　脑神经与海绵窦的关系

七、面神经

　　面神经为混合神经,含有4种纤维成分:特殊内脏运动纤维是面神经中最多的纤维,起于脑桥被盖部的面神经核,支配面部表情肌的运动;一般内脏运动纤维起于脑桥的上泌涎核,属于副交感神经节前纤维,在翼腭神经节和下颌下神经节内换元后,其节后纤维分布于泪腺、下颌下腺、舌下腺及鼻腔和腭部的黏膜腺;特殊内脏感觉纤维,即传导味觉的纤维,其感觉神经元胞体位于面神经管转折处的膝神经节内,发出的周围突分布于舌前 2/3 黏膜和腭部黏膜的味蕾,中枢突终止于脑干内的孤束核上部;一般躯体感觉纤维为面神经中含量最少的纤维成分,其感觉神经元胞体亦在膝神经节内,将耳部皮肤的躯体感觉和面部表情肌的本体感觉传入脑干的三叉神经脊束核。

　　面神经由两个根合成:较大的运动根在脑桥小脑角处,从延髓脑桥沟外侧份出脑;较小的混合根,亦称中间神经,伴随于运动根的外侧,在相同部位出、入脑。两根进入内耳门后合为一条神经干,与前庭蜗神经伴行,穿内耳道底进入面神经管。在管内面神经先水平走行,继而垂直下降,经由茎乳孔出颅。出颅到达面外侧部深区后,面神经向前穿过腮腺浅、深叶之间分布于面部表情肌。面神经干在面神经管内的转折处直径变得粗大,形成膨大的膝神经节,为感觉神经元胞体所在地(图 3-13)。

　　面神经行程中有多个分支,分支发出部位主要在面神经管内和腮腺实质内,主要分支如下。

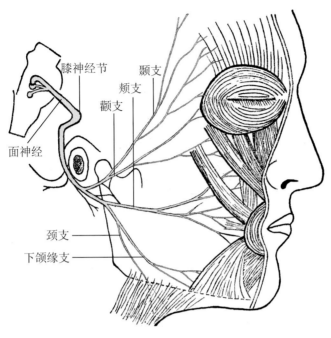

图 3-13 面神经的分布

（一）面神经管内的分支

面神经在面神经管内，起初向前外侧方向走行较短距离，此后急转向后，经过鼓室内侧壁前庭窗上方到达鼓室后壁，此段又称为面神经的水平部。在此转折处有膨大的膝神经节，岩大神经即由此发出。在鼓室后壁处，面神经又转折向下，最后出茎乳孔至面部。此段几乎呈垂直位下降，故又称面神经的垂直部，此段长度约 16 mm。镫骨肌神经在垂直部的上段发出，鼓索则在垂直部的中、下段交界处，距茎乳孔上方约 6 mm 处发出。

1. 镫骨肌神经　发出后分布于鼓室内的镫骨肌，支配该肌的运动。

2. 岩大神经　也称岩浅大神经。面神经中的部分副交感神经节前纤维在膝神经节处分出、组成该神经。岩大神经发出后，经颞骨岩部前方的岩大神经裂孔穿出并前行，穿过破裂孔到达颅底。在此，与来自颈内动脉交感丛的岩深神经合为翼管神经，继续前行至翼腭窝，进入翼腭神经节。副交感节前纤维在此节内换元后，其节后纤维随神经节的分支走行，最后借三叉神经一些分支分布于泪腺、腭部和鼻腔黏膜的腺体（图 3-14），控制这些腺体的分泌。其中分布至泪腺的节后纤维，是经过三叉神经下颌神经的分支颧神经，后又通过颧神经与眼神经的分支泪腺神经之间的交通进入泪腺实质的。

3. 鼓索　从面神经垂直部的中下段发出后，向前上穿骨质进入鼓室，沿鼓膜的内侧面前行，横过锤骨柄的上端达鼓室前壁，最后穿岩鼓裂出鼓室至颞下窝加入三叉神经的舌神经。鼓索内包含两种神经纤维：①一般躯体运动纤维（副交感神经节前纤维）随舌神经走行，并进入下颌下神经节。在节内交换神经元后，其节后纤维分布于下颌下腺和舌下腺，管理腺体的分泌。②特殊内脏感觉纤维(传导味觉的纤维)来自膝神经节内感觉神经元发出的周围突,随舌神经分布于舌前2/3的味蕾(图3-14)。

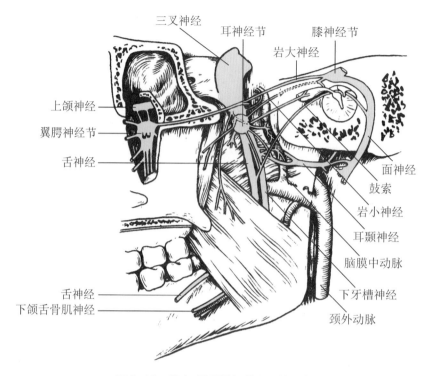

图3-14　鼓索、翼腭神经节和耳神经节

(二) 颅外分支

面神经主干经茎乳孔出颅后,随即发出数个分支,支配附近的枕肌、耳周围肌、二腹肌后腹和茎突舌骨肌。面神经干继续前行进入腮腺实质,在腺内分支组成腮腺内丛,并由此丛发出分支到达腮腺边缘,呈辐射状经过腺体的浅、深叶之间,分布于面部所有的表情肌(图3-13、图3-15),所以这些分支也称为面神经的表情肌支,主要如下。

1. 颞支　从腮腺的上缘发出,常为2～3支,分布于额肌和眼轮匝肌等处。

2. 颧支　从腮腺前缘上方发出,常为3～4支,分布于颧肌和眼轮匝肌等处。

3. 颊支　在腮腺前缘腮腺管的上、下方发出,常为3～4支,向前走行分布于颊肌、口轮匝肌及其他口周围肌。

4. 下颌缘支　从腮腺前缘的下方发出,沿下颌骨下缘前行,分布于下唇诸肌。

5. 颈支　在腮腺前缘下方近下颌角处发出,向下行于颈阔肌深面,分支支配颈阔肌(图3-16)。

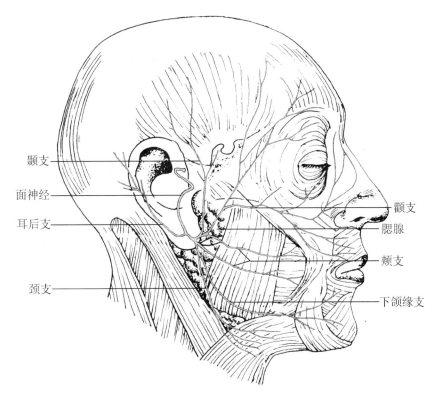

图 3-15 面神经的颅外分支

颞支
面神经
耳后支
颈支
颧支
腮腺
颊支
下颌缘支

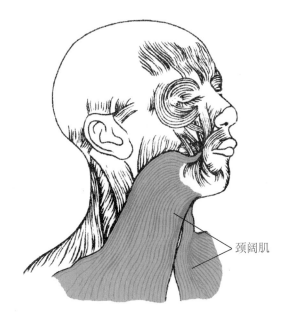

颈阔肌

图 3-16 面神经颈支支配颈阔肌

（三）神经节

面神经中的副交感纤维起自上泌涎核，通过岩大神经和鼓索分别分布至头、面部的相关腺体。这些由上泌涎核发出的节前纤维到达所支配的腺体之前，都需要在相应副交感神经节内交换神经元。与面神经中的副交感纤维有关的副交感神经节有两对。

1. 翼腭神经节　也称为蝶腭神经节，位于翼腭窝上部，上颌神经主干的下方，是一个不规则扁平小结（图3-14）。与其相连的有3支短小的神经根：副交感根是来自岩大神经的副交感节前纤维，在节内交换神经元后，节后纤维通过翼腭神经节发出的一些分支分布至泪腺、腭部和鼻腔黏膜的腺体；交感根是来自颈内动脉交感丛发出的岩深神经；感觉根是来自上颌神经向下发出的几条较短的神经分支，即翼腭神经。

2. 下颌下神经节　位于下颌下腺与舌神经之间，通常借2～3支细小的神经支连于舌神经上。下颌下神经节也有3个根：副交感根来自鼓索的副交感节前纤维，这部分纤维随舌神经到达此节内交换神经元，其节后纤维分布于下颌下腺和舌下腺；交感根的纤维来自面动脉的交感神经丛；感觉根来自舌神经的感觉纤维。

面神经的行程长，与鼓室、鼓膜、乳突和腮腺等结构有密切的毗邻关系。面神经的损伤最容易发生在脑桥小脑角处、面神经管内和腮腺区。面神经主干损伤时由于面神经的所有纤维成分都受到伤害，因此出现广泛的功能障碍：由于伤侧表情肌瘫痪，患者表现出额纹消失，不能皱眉和闭眼，鼻唇沟变浅，不能鼓腮，发笑时口角偏向健侧，咀嚼时唾液和食物残渣从患侧口角漏出等体征和症状；由于眼轮匝肌瘫痪，患侧角膜反射消失；由于传导味觉的纤维受损，患侧舌前2/3部味觉丧失；由于副交感神经纤维的损伤，患侧出现泪液和唾液分泌功能障碍；由于镫骨肌功能丧失，出现听觉过敏现象。面神经在面神经管内发出的鼓索、岩大神经和镫骨肌神经主要与腺体的分泌、味觉的传导及听觉的调控有关，而在面神经管外的分支主要与面部表情肌的支配有关，因此，面神经在面神经管内和管外的损伤，其临床表现有较大的区别，面神经管内段损伤将会出现上述所有症状，比如表情肌瘫痪所致的症状及泪液、唾液分泌障碍，味觉传导异常以及听觉过敏现象；面神经管外段损伤主要表现为如上所叙述的伤侧表情肌瘫痪引发的症状，其他味觉听觉及泪液唾液的分泌功能等均不受影响。

八、前庭蜗神经

前庭蜗神经（位听神经）是特殊感觉神经。由2种功能性质不同的感觉纤维组成：一部分传导平衡觉，为前庭神经；一部分传导听觉，为蜗神经。

1. 前庭神经　传导平衡觉。其双极感觉神经元胞体在内耳道底聚集成前庭神经节，其周围突穿内耳道底分布于内耳球囊斑、椭圆囊斑和壶腹嵴中的毛细胞，中枢突组成前庭神经，经内耳门入颅，在脑桥小脑三角处，经延髓脑桥沟外侧部入脑，终于前庭神经核群和小脑等部。

2. 蜗神经　传导听觉。其双极感觉神经元胞体在耳蜗的蜗轴内聚集成蜗神经节（螺旋神经节），其周围突分布于内耳螺旋器上的毛细胞，中枢突集成蜗神经，经内耳门入颅，于脑桥小脑三角处，经延髓脑桥沟外侧部入脑，终于附近的蜗腹侧核、背侧核。

有实验证明,听觉的感受装置、螺旋器的毛细胞还接受来自上橄榄核及其附近的传出纤维的控制;球囊斑、椭圆囊斑和壶腹嵴接受来自前庭神经核群的传出纤维的控制。这些纤维可能对听觉和平衡觉的传入信息进行负反馈调节。

当颞骨岩部骨折波及内耳道时会出现前庭蜗神经合并面神经的损伤。前庭蜗神经损伤后表现为伤侧耳聋和平衡功能的障碍。如果只是轻微损伤,前庭受到刺激后会出现眩晕和眼球震颤等症状,在这种情况下多伴有呕吐发生。据研究认为这是因前庭神经核群与网状结构和植物神经结构有密切的关系。

九、舌咽神经

舌咽神经为混合神经,是所有脑神经中纤维成分最多的一对神经。舌咽神经共含有 5 种纤维成分:一般内脏运动纤维(副交感神经纤维)起于延髓的下泌涎核,其节前纤维在耳神经节内交换神经元后,节后纤维经三叉神经的耳颞神经分布于腮腺,控制腺体的分泌;特殊内脏运动纤维起于疑核,支配茎突咽肌;一般内脏感觉纤维的神经元胞体位于颈静脉孔处的舌咽神经下神经节内,其周围突分布于咽、舌后 1/3 部、咽鼓管和鼓室等处的黏膜以及颈动脉窦和颈动脉小球等特殊感受器,其中枢突终止于延髓的孤束核;特殊内脏感觉纤维的神经元胞体位于舌咽神经下神经节内,其周围突分布于舌后 1/3 部的味蕾,中枢突止于孤束核的上部;一般躯体感觉纤维的神经元胞体位于舌咽神经上神经节内,周围突分布于耳后皮肤,中枢突入脑后止于三叉神经脊束核。

舌咽神经以细小的神经根丝连于延髓橄榄后沟的上份,与迷走神经、副神经一起穿过颈静脉孔出颅(图 3-17)。舌咽神经在颈静脉孔内直径增大,形成膨大的上神经节,走出颈静脉孔后又形成一个膨大的下神经节。舌咽神经出颅后先在颈内动、静脉之间下行,继而弯曲向下,呈弓状前行,经舌骨舌肌的内面到达舌根。舌咽神经的主要分支如下(图 3-18)。

1. 舌支 舌支为舌咽神经的终支,在三叉神经分支舌神经的上方,经舌骨舌肌的深面分布于界沟后方舌后 1/3 的黏膜和味蕾,传导该部位的一般感觉和味觉。

2. 咽支 咽支多为 3~4 条细支,短距离走行后即分布至咽壁。在咽壁内舌咽神经咽支与迷走神经和交感神经的分支交织成丛,由丛发出分支分布于咽肌和咽部黏膜,接受咽部黏膜的感觉传入,与咽反射直接有关。

3. 鼓室神经 鼓室神经在颅外从下神经节发出后,经颅底外面颈静脉孔前方的鼓室小管下口进入鼓室。在鼓室内侧壁黏膜内鼓室神经纤维散开与交感神经纤维共同形成鼓室丛,由丛发数小支分布于鼓室、乳突小房和咽鼓管黏膜,传导这些部位的感觉。鼓室神经的终支为岩小神经,含有来自下泌涎核的副交感节前纤维。岩小神经在颞骨岩部前面经鼓室小管上口出鼓室,向前经卵圆孔后进入耳神经节,在节内交换神经元,其节后纤维随三叉神经的耳颞神经走行,分布于腮腺,控制腺体的分泌。

4. 颈动脉窦支 颈动脉窦支通常有 1~2 支,在颈静脉孔下方发出后,沿颈内动脉下行分布于颈动脉窦和颈动脉小球(图 3-17、图 3-18)。颈动脉窦支将动脉压力的变化和血液中二氧化碳浓度的改变所引起的刺激传入中枢,反射性地调节血压变化和呼吸频率。

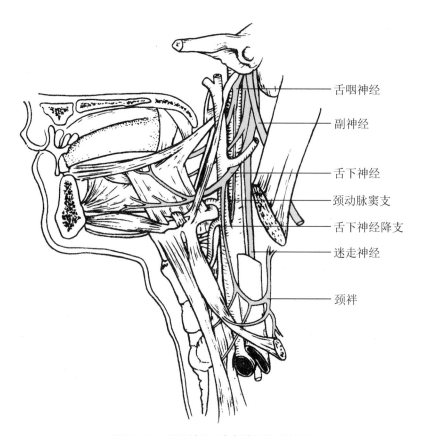

图 3-17　舌咽神经、迷走神经和副神经

右侧标注（从上到下）：
舌咽神经
副神经
舌下神经
颈动脉窦支
舌下神经降支
迷走神经
颈袢

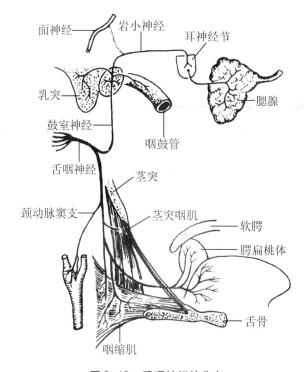

图 3-18　舌咽神经的分布

标注：面神经、岩小神经、耳神经节、乳突、腮腺、鼓室神经、咽鼓管、舌咽神经、茎突、颈动脉窦支、茎突咽肌、软腭、腭扁桃体、舌骨、咽缩肌

舌咽神经发出的扁桃体支与上颌神经的分支在扁桃体周围组成扁桃体丛,并分支分布于腭扁桃体、软腭和咽峡部的黏膜。此外舌咽神经尚发茎突咽肌支支配同名肌。

隶属于舌咽神经的副交感神经节为耳神经节,位于卵圆孔下方,紧贴于下颌神经干的内侧。该副交感神经节有4个根:副交感根来自岩小神经的副交感节前纤维,在节内交换神经元后,节后纤维随耳颞神经分布于腮腺,支配腺体的分泌;交感根来自脑膜中动脉的交感神经丛;运动根来自下颌神经的运动纤维,分布于鼓膜张肌和腭帆张肌;感觉根来自耳颞神经,分布于腮腺,传导腺体的一般感觉(图3-18、图3-19)。

一侧舌咽神经损伤表现为同侧舌后1/3部味觉丧失,舌根和咽峡区痛觉消失以及同侧咽肌收缩无力。舌咽神经损伤时多不出现咽反射和吞咽反射障碍,可能因为还有其他神经传导咽部的感觉信息。

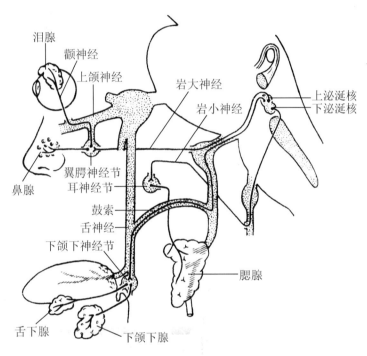

图3-19 头部腺体的副交感纤维来源

十、迷走神经

迷走神经为混合神经,是十二对脑神经中行程最长、分布最广的一对神经。迷走神经含有4种纤维成分:一般内脏运动纤维起于延髓的迷走神经背核,属于副交感神经纤维,随迷走神经走行,分布于颈部、胸部和腹部广泛区域,其节前纤维在副交感神经节内交换神经元后,节后纤维分布于相应部位器官的平滑肌、心肌和腺体;一般内脏感觉纤维的神经元胞体位于颈静脉孔下方的迷走神经下神经节内,其周围突随迷走神经分支分布于颈、胸、腹部的多种器官,传导一般内脏感觉冲动,中枢突则终止于孤束核;特殊内脏运动纤维起于延髓的疑核,随迷走神经分布于咽喉肌;一般躯体感觉纤维的神经元胞体位于迷走神经的上神经节内,周围突随迷走神经分支分布于耳郭和外耳道的皮肤以及部分硬脑膜,中枢突则止于三叉神经脊束核(图3-20)。

　　迷走神经以多条神经根丝连于延髓橄榄后沟的中部,在舌咽神经的稍后方经颈静脉孔出颅。在孔内迷走神经干上有两处膨大,分别为迷走神经上、下神经节。出颅后迷走神经在颈动脉鞘内下行,位于颈内静脉与颈内动脉或颈总动脉之间的后方。下行至颈根部后,左、右迷走神经的行程出现一定差别。左侧迷走神经在左颈总动脉与左锁骨下动脉之间下行,越过主动脉弓的前方,从左肺根的后方下行至食管前面分为许多细支,形成左肺丛和食管前丛。到达食管下段后,分散的神经丛又重新集中起来,向下在食管的前面延续为迷走神经前干,直至穿膈的食管裂孔进入腹腔,分布于胃的前壁、肝和胆囊处。右迷走神经越过右锁骨下动脉的前方,沿气管右侧下行,经右肺根后方到达食管后面,分支形成右肺丛和食管后丛。分散的神经丛在食管下段也重新集中起来形成迷走神经后干,继续下行,穿膈的食管裂孔进入腹腔;分布于胃后壁,其终支腹腔支与交感神经共同构成腹腔丛,分布于腹腔众多脏器。迷走神经沿途发出许多分支(图3-20),其中较重要的分支如下。

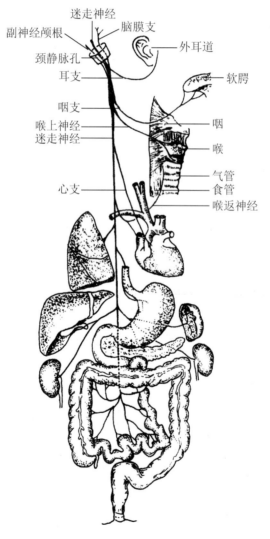

图3-20　迷走神经的分布

（一）迷走神经在颈部的分支

1. 喉上神经　从下神经节处发出，在颈内动脉内侧下行，在舌骨大角平面分成内、外两支。外支细小，为运动支，伴甲状腺上动脉下行，支配环甲肌；内支较粗大，为感觉支，伴喉上动脉穿甲状舌骨膜入喉腔，分布于咽、会厌、舌根和声门裂以上的喉黏膜，传导一般内脏感觉和味觉。

2. 颈心支　迷走神经干上分出上、下两支，在喉与气管两侧下行进入胸腔，与颈交感神经节发出的心神经交织构成心丛。心丛分布至心肌，调节心脏活动。上支中有一支下行分布于主动脉弓壁内，传导动脉内血压变化和血液化学成分改变的信息，称为主动脉神经或减压神经。

3. 耳支　自迷走神经上神经节发出，为躯体感觉性分支，向后走行分布于耳郭后面及外耳道的皮肤。

4. 咽支　起于下神经节，含有内脏感觉纤维和特殊内脏运动纤维。咽支与来自舌咽神经和颈部交感神经的咽支交织成咽丛，其感觉性分支分布于咽部黏膜，运动性分支分布于咽缩肌和软腭的肌群。

5. 脑膜支　发自迷走神经上神经节，分布于颅后窝的硬脑膜，传导脑膜的一般感觉冲动。

（二）迷走神经在胸部的分支

1. 喉返神经　左、右喉返神经从迷走神经干上的发出部位以及在颈部的行程有明显不同。右迷走神经在右锁骨下动脉前方发出右喉返神经，喉返神经向下钩绕锁骨下动脉后上行，返回颈部；左迷走神经下行进入胸腔后，在跨过主动脉弓前方时发出左喉返神经，喉返神经向下钩绕主动脉弓后上行，返回颈部。在颈部，左、右喉返神经均走行于气管与食管之间的沟内，经甲状腺侧叶深面、环甲关节后方进入喉内，改称为喉下神经。喉下神经作为喉返神经的终支，分出数支分布于喉，其中特殊内脏运动纤维支配除环甲肌以外的所有喉肌，内脏感觉纤维则分布于喉黏膜。喉返神经在行程中还发出心支、支气管支和食管支，分别参加心丛、肺丛和食管丛的构成。

喉返神经在入喉之前，在甲状腺侧叶深面走行较长距离，喉返神经与甲状腺下动脉之间存在密切的毗邻关系。具体而言，喉返神经在腺叶深面上行途中与从外侧横行走向甲状腺的甲状腺下动脉之间存在相互交叉的关系。国人的统计资料显示，喉返神经从甲状腺下动脉的两条分支之间穿过者最为常见，在动脉的后方交叉上行者次之，在动脉的前方上行者则十分少见。在甲状腺外科手术中，钳夹或结扎甲状腺下动脉时，应特别注意喉返神经与甲状腺下动脉之间的这种交叉关系，避免损伤喉返神经。一侧喉返神经受损时，可导致声音嘶哑；如两侧喉返神经同时受损，可引起失音、呼吸困难，甚至窒息。

2. 支气管支和食管支　为左、右迷走神经在胸部下行过程中发出的若干小支。这些分支与交感神经的分支相互交织构成肺丛和食管丛，自神经丛再发细支分布于气管、支气管、肺和食管等器官。构成这些神经分支的纤维成分为迷走神经中的一般内脏感觉纤维和一般内脏运动纤维，功能为传导相应脏器和胸膜的感觉以及支配器官平滑肌的活动和腺体的分泌。

（三）迷走神经在腹部的分支

进入腹腔后，迷走神经只剩下一般内脏运动纤维和一般内脏感觉纤维两种成分。迷走神经前干在胃的前面分出胃前支和肝支；迷走神经后干在胃的后面分出胃后支和腹腔支。

1. **胃前支** 迷走神经前干进入腹腔后在贲门处延续为胃前支。胃前支沿胃小弯向下内方向走行,沿途发出贲门支和3~4条胃前壁支分布于胃前壁,其终支以"鸦爪"形分支分布于幽门部前壁(图3-21)。

2. **肝支** 亦在贲门附近由迷走神经前干发出,向右行进入小网膜两层腹膜之间,与交感神经一起构成肝丛。从肝丛发细支分布于肝和胆囊等处。

3. **胃后支** 迷走神经后干进入腹腔后在贲门处延续为胃后支。胃后支在胃小弯边缘的后面行向幽门,沿途发出胃底支和3~4条胃后壁支分布于胃后壁,其终支分支分布于幽门部后壁,形似"鸦爪"。

4. **腹腔支** 为迷走神经后干在贲门附近发出的一条较大的分支,向右行至腹腔干附近,与交感神经一起构成腹腔丛。腹腔丛发出的分支随腹腔干、肠系膜上动脉和肾动脉等血管分支分布于肝、胆、胰、脾、肾,以及结肠左曲以上的腹部消化管道。

综上所述,迷走神经分支多,分布范围广,分布到硬脑膜、耳郭、外耳道、咽喉、气管和支气管、心、肺、肝、胆、胰、脾、肾及结肠左曲以上的消化管等众多器官,是副交感神经系统中最重要的组成部分。迷走神经主干损伤后,内脏功能活动受到的影响,表现为脉速、心悸、恶心、呕吐、呼吸深慢甚至窒息。由于咽喉黏膜感觉障碍以及喉肌的瘫痪,患者可出现声音嘶哑、发音和吞咽困难等症状。由于一侧腭肌瘫痪松弛,腭垂可偏向一侧。

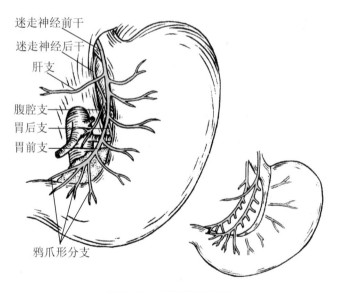

图3-21 胃的迷走神经

十一、副神经

副神经为运动神经,由脑根和脊髓根两部分组成。脑根起于延髓的疑核,为特殊内脏运动纤维。组成脑根的神经根丝自橄榄后沟下部,迷走神经根丝下方出脑后,与脊髓根的神经纤维同行,一起经颈静脉孔穿出颅腔(图3-17、图3-22)。此后脑根的纤维与脊髓根的纤维分离,独自加入到迷走神经中,并随其分支分布到咽喉部肌群,支配这些肌群的运动。副神经的脊髓根起自颈段脊髓的副神经核,由躯体运动纤维组成。神经根丝从脊髓前、后根之间离开脊髓后,在椎管内上行,经枕骨大孔入颅腔。在颅腔内脊髓根与脑根合为一条神经干,并一起下行穿颈静脉孔出颅。出颅后脊髓根离开脑根,独自绕颈内静脉向下外走行,在胸锁乳突肌深面分出一支进入该肌后,终支在胸锁乳突肌后缘上、中1/3交界处继续向外下方斜行,于斜方肌前缘中、下1/3交界处进入斜方肌深面分为数支支配胸锁乳突肌和斜方肌(图3-23、图3-24)。

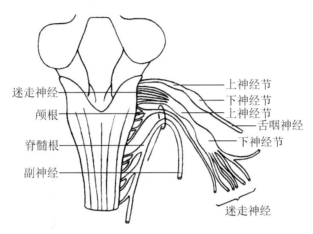

图3-22 副神经的颅根和脊髓根以及副神经的颅根与迷走神经的关系

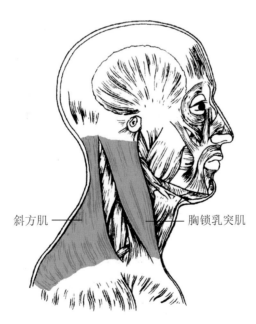

图3-23 副神经分布(1)

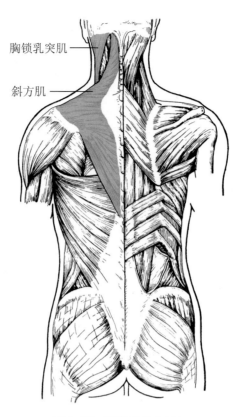

胸锁乳突肌

斜方肌

图 3-24　副神经分布(2)

从胸锁乳突肌后缘上、中 1/3 交点处至斜方肌前缘中、下 1/3 交点处,副神经在此位置表浅且恒定,周围无重要结构毗邻,因此临床常在此处经手术方法获取部分副神经用于面神经的修补吻合,以治疗面肌的瘫痪。

副神经脊髓根损伤时,胸锁乳突肌和斜方肌的收缩功能会受到影响。由于胸锁乳突肌的瘫痪,患者头部会出现该肌损伤的典型症状:不能向患侧侧曲,面部不能同时转向对侧。斜方肌的瘫痪则会导致患侧肩胛骨的下垂。颈静脉孔是舌咽神经、迷走神经和副神经穿出颅腔的共同通道,因此,颈静脉孔处的病变常常累及以上三条神经,使其功能受损,出现所谓"颈静脉孔综合征"。

十二、舌下神经

舌下神经为运动神经,主要由一般躯体运动纤维组成。该神经自延髓的舌下神经核发出,以若干根丝自延髓前外侧沟出脑,向外侧经舌下神经管出颅,继而在颈内动、静脉之间弓形向前下走行,达舌骨舌肌浅面,在舌神经和下颌下腺管下方穿颏舌肌入舌内,支配全部舌内肌和大部分舌外肌(图 3-17)。

一侧舌下神经完全损伤时,患侧颏舌肌瘫痪,此时患者伸舌时,由于患侧颏舌肌瘫痪不能伸舌,而健侧颏舌肌收缩使健侧半舌强力伸出,致使舌尖偏向患侧;舌肌瘫痪时间过长时,则造成舌肌萎缩。

下 篇

超声引导下
常见周围神经阻滞的
应用解剖

第四章

上肢神经阻滞的应用解剖

第一节 颈浅丛神经阻滞

颈浅丛神经阻滞适用于不需要颈部肌松的颈部浅表手术麻醉,如颈部皮下肿物活检、颈动脉内膜切开、锁骨等浅表手术。常与颈深丛神经阻滞合用进行颈部各种手术,如甲状腺手术,随机对照临床研究显示择期行甲状腺全切手术患者,在全麻前给予双侧颈浅丛神经阻滞,可以提高围术期镇痛效果,减少局部麻药的用量。超声可用来引导各种颈丛神经阻滞。

✳ 局部解剖

颈丛由第 1~4 颈神经的前支组成,有时第 5 颈神经前支也参与。颈丛位于胸锁乳突肌(sterno-cleidomastoid,SCM)深方,颈椎前肌群和中斜角肌的前面。颈丛的分支包括浅支、深支,浅支为皮支,穿出颈筋膜分布于皮肤,深支多支配骨骼肌。

颈丛浅支均于胸锁乳突肌后缘中点附近浅出(图 2-2~图 2-4),向上、前、下方呈放射状走行,分布于枕部、耳后部、颈前部、肩部和上胸部等皮肤。枕小神经($C_2~C_3$)沿胸锁乳突肌后缘走向后上方,至胸锁乳突肌止点的后侧穿深筋膜达皮下,分布于耳郭上部和枕外侧部皮肤,枕小神经与枕大神经及耳大神经有吻合。耳大神经($C_2~C_3$)自胸锁乳突肌后缘中点垂直向上行于胸锁乳突肌表面,分布于耳郭下部前、后面以及腮腺表面和下颌角部位的皮肤。颈横神经($C_2~C_3$)自胸锁乳突肌后缘横行向前,分为上、下两支,主要分布于颈前部的皮肤。锁骨上神经($C_3~C_4$)自胸锁乳突肌后缘中点浅出后,分前、中、后三支,向下越过锁骨,分布于颈下部、胸上部和肩部皮肤。

颈丛深支主要是肌支及与其他神经的交通支。分支长短不一,可分为内侧组和外侧组,内侧组向前、向内侧走行,包括:①膈神经组;②至头长肌、颈长肌的肌支;③连接颈袢上根,形成颈袢(又称舌下神经袢)(图 2-2),颈袢分布于舌骨下肌群。外侧组向后、向外侧走行,包括至胸锁乳突肌、斜方肌、肩胛提肌及中斜角肌的肌支。

✳ **超声解剖**

颈浅丛神经阻滞的常用体位是仰卧位或半仰卧位,头轻轻转向阻滞的对侧以方便操作,暴露患者的颈部和上胸部,从而判断胸锁乳突肌的位置。多采用短轴平面内技术,选用 6～13 MHz 线阵探头,将探头横置于胸锁乳突肌后缘(图 4-1),平第 4 颈椎水平。胸锁乳突肌覆盖于颈浅丛的表面。颈浅丛从胸锁乳突肌后缘中点深面发出 4 条终末支(枕小神经、耳大神经、颈横神经和锁骨上神经)。颈浅丛紧靠胸锁乳突肌后缘的外侧和深部,是一簇小的低回声结节的集合〔蜂窝状或低回声(黑色)椭圆状结构〕,但这种表现常常不明显。有时,在胸锁乳突肌的浅层能看到耳大神经,呈小而圆的低回声结构。线状高回声的椎前筋膜将胸锁乳突肌与斜角肌、臂丛分隔开。颈浅丛位于胸锁乳突肌的深面,紧靠椎前筋膜的下方,椎前筋膜位于肌间沟表面(图 4-2)。

将针尖放置在颈浅丛的附近,如果针尖显示困难,可以直接将局部麻醉药注射在胸锁乳突肌的深面、椎前筋膜的下方。通常 10～15 mL 的局部麻醉药足以完成阻滞。

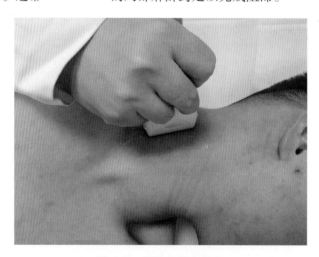

图 4-1 颈浅丛体表定位

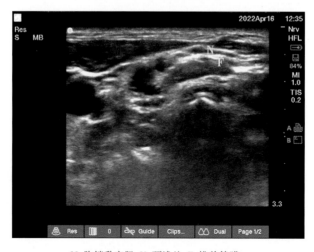

M. 胸锁乳突肌;N. 颈浅丛;F. 椎前筋膜。

图 4-2 颈浅丛神经阻滞

临床应用

颈浅丛神经阻滞可使颈部、锁骨上和肩部近端皮肤感觉丧失,可用于甲状腺手术、气管切开术、锁骨手术、肩关节手术等的麻醉和镇痛;还可用于耳大神经痛、颈椎病、锁骨上神经痛、枕后神经痛等疼痛的治疗。如果手术涉及深部肌肉组织或者有肌松需求,则需要联合颈深丛神经阻滞;颈浅丛神经阻滞联合胸段神经阻滞可用于乳腺等上胸部手术的麻醉和镇痛。

第二节　锁骨上臂丛神经阻滞

1911 年,Kulenkampff 首次描述了锁骨上臂丛神经阻滞,由于存在较高的导致气胸的风险,在临床上极少被采用。随着超声技术的引入,增加了锁骨上臂丛神经阻滞的安全性;因为锁骨上臂丛神经纤维比较集中,为自手到肩部手术提供麻醉的理想部位,因此该入路成为超声引导下臂丛神经阻滞最常采用的径路。

局部解剖

臂丛由第 5～8 颈神经及第 1 胸神经前支组成,在穿斜角肌间隙处组成上、中、下三干(图 2-6、图 2-7)。上干由第 5～6 颈神经前支构成;中干由第 7 颈神经前支构成;下干由第 8 颈神经和第 1 胸神经前支构成。三支神经干从斜角肌间隙下缘穿出,伴锁骨下动脉在第 1 肋和锁骨之间向前、向外、向下方延伸。其中上、中干走行于锁骨下动脉的上方,下干走行于锁骨下动脉的后方。至锁骨之后、第 1 肋外侧缘,每个神经干分为前、后两股,经腋窝顶进入腋窝。臂丛三干经过斜角肌间隙时与锁骨下血管一起被椎前筋膜包绕,故称为锁骨下血管周围鞘,鞘与血管之间存在间隙被称为锁骨下血管旁间隙。臂丛干在颈外侧区走行时,表面被皮肤、颈阔肌和深筋膜覆盖,有肩胛舌骨肌下腹、颈外静脉、颈横动脉和肩胛上神经等经过,此处臂丛位置比较表浅,瘦弱者可在体表触及。臂丛三条神经干于第 1 肋外侧缘分为六股,经锁骨后进入腋窝,移行为锁骨下部。

臂丛神经有一层筋膜包绕,习惯上将其称作"鞘",但近来有人对鞘的存在提出了质疑,臂丛周围的结缔组织可能是椎旁筋膜的延伸,而且这种结缔组织的包绕不是一个连续性的鞘,也没有与其他阻滞间隙绝对隔离,向"鞘"内注射局部麻醉药或造影剂后,在鞘外结构可检测到药液或造影剂。

超声解剖

患者取仰卧位,头偏向对侧,将探头放置在锁骨上窝(图 4-3)。锁骨上窝处臂丛与皮肤的距离男性平均为 1.65 cm,女性平均为 1.45 cm。超声下,锁骨上臂丛神经阻滞的最重要标志是锁骨下动脉。利用至少 10 MHz 的线性探头(25 mm 或 38 mm),置于锁骨上窝,锁骨下动脉会在短轴图像上显示,位于强回声的第 1 肋的上方。臂丛成像最佳部位在其靠近第 1 肋处,因为此处臂丛内含有更多的结缔组织,使其呈现为高回声。第 1 肋为高回声亮线,其下方为无回声声影,胸膜为高回声亮线,其下方为强回声的肺组织,利用其下方回声的特点比较容易鉴别第 1 肋和胸膜。在锁骨下动脉的上外侧,被高回声环状包绕着的类似于葡萄串样的低回声区,即是臂丛神经的分支(图 4-4)。有些患者的臂丛下干位于第 1 肋表面,位置较深难以辨认。在锁骨下动脉前,有时可见到低回声的结构,常被误认为是血管,但多普勒检查其内无血流信号,该低回声结构即为前斜角肌。总之,识别锁骨上臂丛的要点:①识别锁骨下动脉,臂丛就在其上、外侧。②识别第 1 肋,其位于胸膜上的超声影像呈强回声,臂丛靠近第 1 肋处是成像最佳部位,因含有较多结缔组织也呈现高回声。

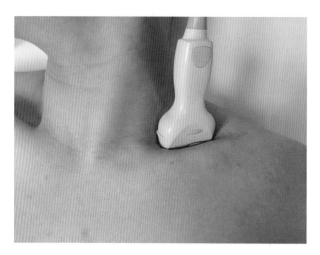

图 4-3　锁骨上臂丛的体表定位

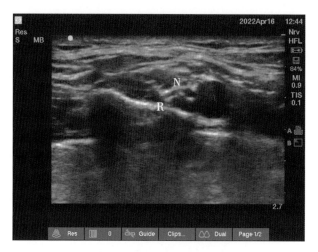

A.锁骨下动脉;R.第 1 肋骨;N.臂丛。

图 4-4　锁骨上臂丛神经阻滞

✳ 临床应用

锁骨上臂丛神经阻滞通常是上肢远端 2/3 手术最佳选择的麻醉方式,尤其是需要止血带结扎上肢的手术(如手部手术的麻醉)。由于锁骨上神经干紧密混合在一起,因此这种阻滞方法可有效阻滞注射点至远端的所有臂丛神经,从而取得上肢手术良好的麻醉效果。

第三节 肌间沟臂丛神经阻滞

Winnie 于 1970 年最早阐述了肌间沟臂丛神经阻滞。神经阻滞成功的关键在于周围神经定位的准确性,传统盲探神经异感定位法寻找肌间沟臂丛进行神经阻滞,需要一定的临床经验,且缺乏客观指标,易引起神经损伤、气胸及局部血肿等并发症,神经阻滞成功率不高。超声影像定位技术可明显提高神经阻滞定位的准确性,可直观地了解穿刺部位的肌肉、神经及血管的位置,引导穿刺针准确进针,同时观察局部麻醉药注射后的扩散规律,减少药物用量,避免神经和血管的损伤,大大减少并发症的发生,提高了神经阻滞穿刺的安全性。

✳ 局部解剖

臂丛由第 5~8 颈神经及第 1 胸神经前支组成。有时亦接受第 4 颈神经及第 2 胸神经前支发出的小分支,主要支配整个上肢运动和绝大部分上肢感觉。臂丛各神经根分别从相应椎间孔穿出走向外侧,其中第 5~7 颈神经前支沿相应横突的脊神经沟走行,经过椎动脉的后方。臂丛各根在锁骨下动脉第 2 段上方通过斜角肌间隙,在穿斜角肌间隙前后组成上、中、下三干。上干由第 5~6 颈神经前支组成,中干由第 7 颈神经前支组成,下干由第 8 颈神经和第 1 胸神经前支构成。三支神经干从斜角肌间隙下缘穿出,伴锁骨下动脉在第 1 肋和锁骨之间向前、向外、向下方延伸。很多臂丛重要的分支均在此处发出,包括肩胛上神经、肩胛背神经和胸长神经。

肌间沟臂丛神经阻滞时,目标是将局部麻醉药注射到肌间沟鞘内,肌间沟鞘是位于前斜角肌和中斜角肌之间的一个间隙,有臂丛神经和锁骨下动脉穿过。该间隙位于胸锁乳突肌外侧缘,患者头转向对侧时能很好地显露,采用超声定位更加安全可靠。

✳ 超声解剖

选用高频线性探头,在锁骨上窝,使探头长轴方向与锁骨平行,确认颈总动脉后,沿颈部向后外横向移动探头,可见到肌间沟内呈葡萄状排列在前中斜角肌之间的 3~4 个较暗的环形影像,即为臂丛神经根(图 4-5)。长轴切面上,肌间沟臂丛呈低回声管状。椎旁筋膜向外延伸、包绕肌间沟内的神经结构,但筋膜在超声下显示不清。明确了肌间沟的位置后,缓慢向头端水平移动探头直到甲状腺水平,可逆行追踪臂丛神经根位置。一般可清晰显示第 5 到第 7 颈神经根,少数患者第 5 颈神经根到第1胸神经根均可清晰显示。臂丛的解剖变异比较常见,有时可见第5、第6颈神经根自前斜角肌表面或其中穿过。

　　超声探头在颈部不同位置可以取得不同的超声断面影像。一般舌骨水平相当于第4颈椎水平,甲状软骨相当于第5颈椎水平,环状软骨相当于第6颈椎水平,环状软骨下2 cm相当于第7颈椎水平。经过第4~7颈椎水平的4个不同的平面,可以分别显示第4~7颈椎的横突前、后结节和神经根,以及椎动脉、颈总动脉(颈内、外动脉)、前斜角肌、中斜角肌、胸锁乳突肌等结构。在第4~6颈椎平面,典型超声影像中,可见到第4~第6颈神经根穿出横突,横突前结节和后结节构成"火山口样"结构,火山口中间低回声结构即为相应的神经根;在第7颈椎平面典型图像中,第7颈神经根穿出横突,因第7颈椎横突没有前结节只有后结节,超声下显示为"山坡样"影像,因此超声影像上很容易与其他横突鉴别(图4-6)。借助上述特点可以帮助麻醉师观察并判断具体节段的神经根。超声影像识别时找到颈部动脉和颈部静脉很重要,可以通过它们辨别颈部的纵轴线;第7颈椎横突没有前结节,借此可以将其与其他颈椎区别开来,而第6颈椎横突比第5颈椎横突显著增宽,亦可作为辨别的标志。

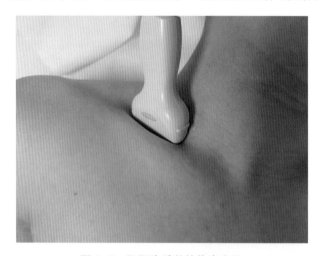

图4-5　肌间沟臂丛的体表定位

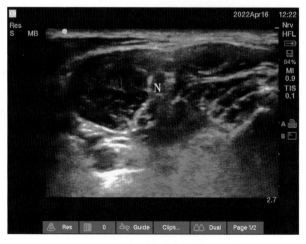

M1.前斜角肌;M2.中斜角肌;N.臂丛。

图4-6　肌间沟臂丛神经阻滞(第7颈椎)

神经定位时,将探头置于锁骨上窝作冠状斜位扫描,可见到锁骨下动脉、臂丛以及第1肋。有时可见胸膜。然后将探头向头端缓慢平移并过渡到斜轴位切面,逆行追踪臂丛走行并辨认神经根水平,至第5~7颈椎可清晰显示出,向足端轻轻倾斜探头可提高臂丛成像质量。

超声定位肌间沟入路臂丛神经阻滞时,有3支血管可能对穿刺入路的选择有影响,分别是自甲状颈干发出在肌间沟越过臂丛的肩胛上动脉,自甲状颈干分出越过肌间沟浅面的颈横动脉,自腋动脉分出在肌间沟横穿臂丛的肩胛背动脉。为避免严重损伤,如明显观察到上述动脉,要避免在邻近部位穿刺,尤其要避免置管持续阻滞。另一种定位肌间沟臂丛的方法是在环状软骨下2 cm水平,将探头置于胸锁乳突肌表面作轴位扫描,可观察到内侧的颈总动脉和颈内静脉。在这两个血管之间有时可以看到迷走神经。由于颈总动脉和颈内静脉很容易在超声下看到,可以作为最初的定位标志,然后将探头水平外移到胸锁乳突肌外侧缘,在胸锁乳突肌外下方斜角肌间隙可以看到多个圆形或椭圆形区域低回声葡萄样结构,即为臂丛的神经根。

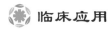 **临床应用**

超声定位神经阻滞的应用,使传统意义上的肌间沟入路和锁骨上入路之间的区分变得模糊。如果将局部麻醉药注入前、后斜角肌之间阻滞臂丛,我们可将其定义为超声定位肌间沟臂丛阻滞。如果将局部麻醉药注入锁骨下动脉前外侧阻滞臂丛,则将其称为超声定位锁骨上臂丛入路。斜角肌肌间沟入路臂丛神经阻滞术适用于:①肩部及上臂手术麻醉。②上肢外伤、骨折、肿瘤引起的疼痛、肩部和臂部软组织痛、肩周炎、肩手综合征、血管性疾患、带状疱疹后神经痛的除痛治疗及术后镇痛。③用于中枢性或末梢性上肢疼痛的鉴别诊断。

第四节　腋路臂丛神经阻滞

自从Bauham阐述了腋鞘的结构后,对于腋部及其周边结构的研究越来越引起麻醉医师的重视。要掌握腋路臂丛神经阻滞需要对腋部的神经血管、腋鞘以及各神经分支的支配区域有全面的了解。臂丛神经的三个主要分支(正中神经、桡神经和尺神经)在腋窝内靠近腋动脉走行,这一解剖特点使腋路成为最方便的臂丛阻滞入路。由于可通过触诊腋动脉辨认穿刺方向,腋路臂丛神经阻滞成为临床上采用最为广泛的径路。

局部解剖

臂丛各神经根在锁骨下动脉第2段上方通过斜角肌间隙,在穿斜角肌间隙前后组成上、中、下三干。在行至第1肋外侧缘,每个神经干再分成前后两股,越过第1肋,于锁骨中点之后经腋窝顶部进入腋窝。在腋窝各神经干的前、后两股再组成内侧束、外侧束和后束,在腋窝上部,外侧束与后束位于腋动脉第1段的外侧,内侧束在腋动脉后方。在胸小肌深面,外侧束、内侧束与后束分别位于腋动脉第2段的外侧、内侧和后面。臂丛的三个束及腋动脉位于腋鞘中,腋鞘与锁骨下血管周围鞘连续,腋鞘内的血管旁间隙与锁骨下血管旁间隙相连通,在胸大肌止点水平(通常的腋路臂丛穿刺点),三个束已经形成具体的神经分支,它们是腋神经、肌皮神经、正中神经、尺神经、桡神经、臂内侧皮神经和前臂内侧皮神经。正中神经是所有分支中最粗大和最浅表的一支,来自内侧束和外侧束,在臂上部同腋动脉伴行。尺神经是内侧束的延续,它同前臂内侧皮神经一起走行于腋动脉内侧。桡神经是臂丛后束的延续,走行于腋动脉的后方。除了上述三支配手部的分支外,还有来自后束的腋神经,来自外侧束的肌皮神经,来自第2肋间神经的肋间臂神经和来自内侧束的臂内侧皮神经,阻滞上述分支神经,对于臂丛阻滞非常重要。腋神经和肌皮神经在较高的位置从臂丛外侧束和后束分出,其余的神经均包绕腋动脉分布,且越靠近侧端,离腋动脉越近。基于腋部的各神经分支与腋动脉的位置关系,在描述正中神经、尺神经、桡神经、肌皮神经、臂内侧皮神经和前臂内侧皮神经的分布时,一定强调它们同腋动脉的关系。虽然不同的个体之间会存在差异,但这些臂丛的神经分支在腋部的位置还是相对恒定的,熟悉它们的解剖位置对于掌握腋路臂丛神经阻滞有重要意义,尤其是横切面解剖结构,对超声定位神经阻滞有很大帮助。正中神经位于腋动脉的前外侧,尺神经在腋动脉的内侧,桡神经位于腋动脉的后方,而肌皮神经在腋动脉的后上方1~2 cm处,位于喙肱肌和肱二头肌筋膜之间,前臂内侧皮神经则位于腋动脉的前方。由于肌皮神经在腋窝内离腋动脉较远,因而在腋路阻滞中必须专门对它进行阻滞。

✳ 超声解剖

腋窝处臂丛神经位置相对表浅,超声成像质量较高,超声下可鉴别正中神经、桡神经、尺神经和肌皮神经这四个主要分支。Retzl等用频率为5~10 MHz的超声研究了臂丛神经在腋窝的解剖特点后认为,在超声引导下腋路臂丛神经阻滞时,穿刺部位应尽可能靠近腋窝顶端,采用平面内穿刺技术,从探头的一侧进针,进入臂丛神经鞘后注射局部麻醉药,这样便可以将臂丛神经各分支充分阻滞。

置患者于仰卧位,阻滞侧上肢外展、外旋并屈肘90°,超声引导腋窝臂丛神经阻滞应该用高频探头(12 MHz或更高),超声探头置于胸大肌与肱二头肌交点,长轴与腋动、静脉和臂丛神经垂直(图4-7)。在超声图像上首先寻找腋动脉,腋动脉呈圆形或椭圆形,动态观察有明显的搏动,进一步可采用彩色超声多普勒确认。在腋动脉周围可见臂丛神经束,神经束在图像上表现为由大小不等的小圆圈组成,小圆圈中间低回声区,外周高回声区。以腋动脉为中心,各神经分布大体可分为外侧的正中神经、下方的桡神经和内侧的尺神经。在腋动脉外侧偏下方稍远处还可见到半月形或梭形的高回声结构(中间混有少量低回声区),此为肌皮神经(图4-8)。

臂丛神经在腋窝的排列变异较大,但尺神经通常位于最靠近尺侧,桡神经多位于腋动脉下方,正中神经多位于腋动脉浅面。但由于腋路血管丰富,血管后壁的回声增强很容易和神经混淆,因此必须利用探头压闭静脉后才能清楚观察,但压迫后的神经与血管的位置关系会发生变化,要注意对比下压前后图像以帮助判断。在腋动脉桡侧,喙肱肌内可见肌皮神经。腋窝臂丛神经阻滞常存在阻滞不全的情况,这是因为肌皮神经在较高位置从腋鞘发出,走行于喙肱肌内。位置较高时,腋动脉下方可见背阔肌和大圆肌的联合腱,由于桡神经自联合腱远端发出,因此观察到联合腱时,其周围臂丛神经分支比较集中,利于神经的阻滞。

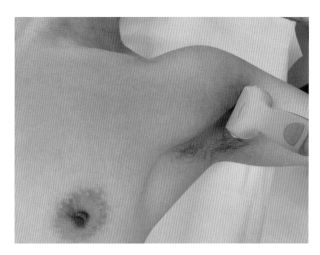

图 4-7　腋路臂丛的体表定位

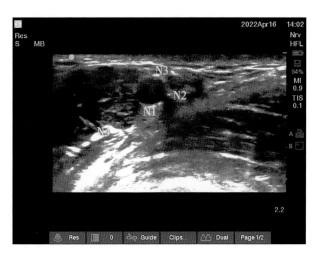

A.腋动脉;N1.桡神经;N2.尺神经;N3.正中神经;N4.肌皮神经。

图 4-8　腋路臂丛神经阻滞

临床应用

　　腋路臂丛神经阻滞可为肘关节以下手术提供满意的阻滞效果。如果手术切口位于上肢内侧,则需要单独阻滞肋间臂神经。腋路臂丛也有其局限性,如必须外展上肢屈肘90°,如果是骨折患者,这种体位可引起严重疼痛;对于关节病变患者,上肢则难以外展。

第五节 肩胛上神经阻滞

Wertheim 和 Rovenstine 在 1941 年首次描述了肩胛上神经阻滞。尽管肩胛上神经只是臂丛神经的一个小分支,在粘连性关节囊炎、风湿性关节炎、肌筋膜疼痛综合征、恶性肿瘤引起的疼痛、肩袖损伤以及肩部术后疼痛进行该神经阻滞麻醉后,可起到镇痛作用。与肌间沟阻滞不同的是,肩胛上神经阻滞只对肩关节、关节囊和局部皮肤有镇痛作用,但不会阻滞膈神经,避免膈神经的阻滞对肺功能受损(例如慢性阻塞性肺疾病)病人的影响。肩胛上神经阻滞还用于不明原因肩痛的诊断与鉴别诊断。

局部解剖

肩胛上神经是臂丛上干的一个分支,起于第 5、第 6 颈神经根,有时也包含第 4 颈神经根(图 2-13)。肩胛上神经位于臂丛神经后方并与之伴行至肩胛舌骨肌,穿过斜方肌上部肌束后至肩胛骨上缘并横穿肩胛切迹。在肩胛切迹内,肩胛上动、静脉和肩胛上神经分别在肩胛上横韧带上方和下方经过并进入冈上窝,又经冈盂切迹和肩胛下横韧带下方进入冈下窝。肩胛上神经感觉纤维管理肩关节、肩锁关节及相应区域皮肤的感觉;其运动纤维支配冈上肌、冈下肌和肩关节的运动。

超声解剖

可以选择两个位置阻滞肩胛上神经:①前路(锁骨上窝);②后路(冈上窝)。这两个位置可以任意选择。

1. 前路(锁骨上窝) 将超声探头与锁骨平行并置于锁骨上窝,找到锁骨下动脉和臂丛;再将探头向后上方滑动,可见一个小的低回声圆形结构,即肩胛上神经,该神经从臂丛上干发出,向后走行。采用平面内技术由后向前进针、穿透肩胛舌骨肌,直到在神经旁的筋膜平面内看到针尖。注射 3 ~ 5 mL 局部麻醉药,完成神经阻滞,应避免给予较大容量,防止药液扩散到臂丛上干和膈神经。

2. 后路(冈上窝) 将探头斜冠状位置于肩上,平行于肩胛冈外侧 1/3(图 4-9)。将探头向前倾斜,施加适当压力,直到冈上窝凹陷在斜方肌和冈上肌深面出现,深度约 3 ~ 4 cm。从肩胛切迹到冈盂切迹之间的骨面凹陷内,有肩胛上神经、肩胛上动脉和静脉(图 4-10)。穿刺采用平面内技术进针,由内向外,直到针尖触到骨质并位于血管旁边。

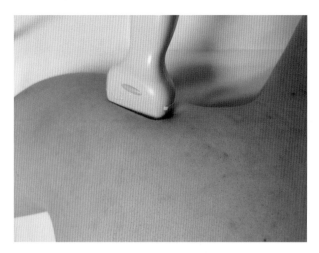

图4-9　肩胛上神经的体表定位

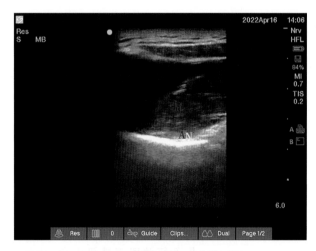

M.冈上肌；A.肩胛上动脉；N.肩胛上神经。

图4-10　肩胛上神经阻滞

临床应用

目前临床上采用肩胛上神经阻滞法来治疗肩关节炎、风湿性关节炎以及各种肩袖疾病等引起的急、慢性肩部疼痛。肩胛上神经阻滞可局部止痛，有利于患者进行功能锻炼，松解肩关节部位的粘连，使肩关节区域血管扩张，改善周围血供，同时还可清除局部致痛物质，阻滞疼痛反射。

第六节　胸内、外侧神经阻滞

　　胸部外科手术后常出现术后疼痛，目前临床上常用的胸部区域阻滞镇痛技术包括胸段硬膜外阻滞、肋间神经阻滞、椎旁神经阻滞和局部切口浸润麻醉。以上几种区域阻滞均存在优、缺点，寻找安全有效的胸部神经阻滞方法仍是临床麻醉的需求。

局部解剖

　　1.胸内侧神经　胸内侧神经起自第8颈神经前支和第1胸神经前支(图2-10)，自臂丛内侧束发出后，经腋动、静脉之间前行，然后与胸外侧神经的分支汇合，从深面发出分支支配胸小肌。此外，胸内侧神经尚有部分纤维穿出胸小肌或绕其下缘分布于胸大肌(图2-15)。

　　2.胸外侧神经　胸外侧神经起自第5~7颈神经前支(图2-10)，自臂丛外侧束发出，跨过腋动、静脉的前方，穿过锁胸筋膜后走行于胸大肌深面，并发出分支分布至胸大肌。在走行过程中，胸外侧神经还发出分支与胸内侧神经汇合后分布于胸小肌(图2-15)。

　　3.胸长神经及胸背神经　胸长神经起自第5~7颈神经前支(图2-7、图2-10)，在臂丛和腋动脉第1段后方下行，进入腋窝，沿前锯肌的外侧面下降，达该肌下缘，沿途发出分支支配其各个肌齿和胸部外侧份(图2-11)。胸背神经起自第6~8颈神经前支，自臂丛后束发出后沿胸背动脉下行支配背阔肌(图2-7、图2-17)。

　　4.肋间神经外侧皮支及前皮支　肋间神经外侧皮支与前皮支均属于肋间神经(胸神经前支)终末分支(图2-40~图2-43)，前者在肋角前方发出，斜穿前锯肌并自其浅层穿出后分为前、后两支，分别向前、向后走行，分布于胸外侧壁和肩胛区的皮肤；后者在近胸骨侧缘处浅出，分布于胸前壁的皮肤及内侧胸膜壁层。第4~6肋间神经的外侧皮支向内、第2~4肋间神经的前皮支向外走行并分布于乳房。

　　5.肋间臂神经　肋间臂神经是单纯的感觉神经，多数起自第2胸神经前支，于胸小肌外侧缘后内侧第2肋间隙穿出肋间肌，跨越背阔肌前缘向外侧，主要分布于臂内侧、腋窝底及侧胸壁。

超声解剖

　　1.Ⅰ型胸神经(pectoral nerves Ⅰ,Pecs Ⅰ)阻滞　2011年Blanco等首次提出Pecs Ⅰ阻滞。胸内侧、外侧神经穿行于胸大肌、胸小肌之间，Blanco等利用超声引导定位，注射局部麻醉药物到胸大肌、胸小肌之间以阻滞胸内侧、外侧神经。首先需要定位腋动脉和腋静脉，将探头置于锁骨中段并向下倾斜(图4-11)。再将探头向外侧移动，直到看到胸小肌和前锯肌。在腋动脉下定位第2肋和第3肋，随后横向移动探头，到达第4肋。以第3肋为中心，将针从内侧斜向外侧平面推进，直到针尖位于胸大肌和胸小肌之间(图4-12)。在胸大肌和胸小肌之间注射局部麻醉药。

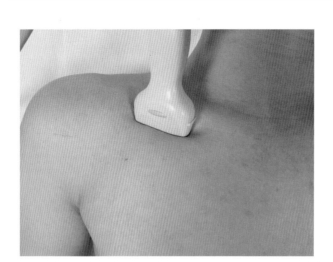

图4-11　Ⅰ型胸神经(Pecs Ⅰ)的体表定位

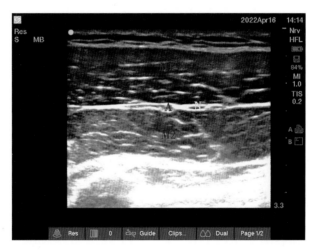

M1.胸大肌;M2.胸小肌;A.胸肩峰动脉;N.胸外侧神经。

图4-12　Ⅰ型胸神经(Pecs Ⅰ)阻滞

　　2. Ⅱ型胸神经(pectoral nerves Ⅱ,Pecs Ⅱ)阻滞　2012年Blanco等提出改良的胸神经阻滞法,即Pecs Ⅱ,超声探头放置于锁骨中外1/3水平(图4-13),识别腋动脉和腋静脉后向远端腋窝方向移动探头,直到胸小肌的边缘,在第3和第4肋水平,于胸大肌与胸小肌之间注射局部麻醉药,于胸小肌和其深面的前锯肌之间注射局部麻醉药(图4-14)。Pecs Ⅱ阻滞主要阻滞第2~6肋间神经外侧皮支、肋间臂神经、胸长神经。这种阻滞方法主要适用于腋窝淋巴结清扫术,也用于前哨淋巴结活检术及胸部浅表肿物切除术。Bashandy等使用Pecs Ⅰ复合Pecs Ⅱ阻滞用于乳腺癌改良根治手术后镇痛,发现胸神经阻滞患者术后24 h内VAS(visual analogue scale,VAS)评分明显低于不给予胸神经阻滞者,并且术后12 h内阿片类药物使用量也更少。

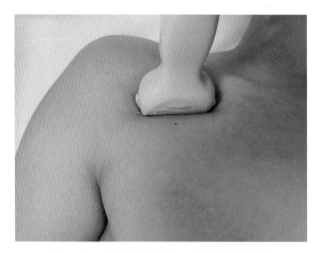

图 4-13　Ⅱ型胸神经(Pecs Ⅱ)的体表定位

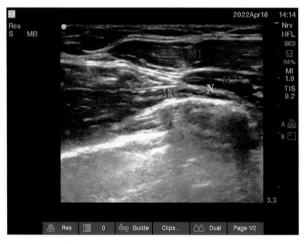

M1.胸大肌;M2.胸小肌;M3.前锯肌;N.神经。

图 4-14　Ⅱ型胸神经(Pecs Ⅱ)阻滞

❋ 临床应用

　　Pecs Ⅰ阻滞适用于放置胸部假体、胸肌下外科操作的镇痛。除此之外,还可用于胸部创伤、放置心脏起搏器与放置胸腔引流管。

　　Pecs Ⅱ适用于:①胸部扩张器植入或胸肌下假体植入(将会达到比 Pecs Ⅰ更好的麻醉效果);②肿瘤切除术或乳房切除术;③前哨淋巴结清扫术和腋窝清扫术。

第七节 腋神经阻滞

临床上,上肢手术的镇痛多采取全麻和臂丛神经阻滞。臂丛神经阻滞途径包括肌间沟臂丛神经阻滞、锁骨上臂丛神经阻滞、锁骨下臂丛神经阻滞及腋路臂丛神经阻滞等入路。研究表明,肌间沟臂丛神经阻滞入路大多会造成膈神经阻滞,锁骨上臂丛神经阻滞与锁骨下臂丛神经阻滞入路均有造成气胸的风险。经腋路实施臂丛神经阻滞则可避免膈神经阻滞和气胸的发生。腋神经支配肱骨上段的三角肌等部位,开展腋路臂丛神经阻滞用于上肢手术的研究具有临床应用价值。

局部解剖

腋神经源于第 5 和第 6 颈神经的前支,起自臂丛的后束。在腋窝内,腋神经于腋动脉后方、肩胛下肌前面下行,与旋肱后动脉一起穿过四边孔(图 2-12、图 2-13)。四边孔上缘为小圆肌,下缘为大圆肌,外侧缘为肱骨外科颈,内侧缘为肱三头肌长头。腋神经进入四边孔内分为前、后两支,前支相对较粗,后支较细。腋神经前支为三角肌支,与旋肱后血管伴行,绕过肱骨外科颈分布于三角肌的前外侧部,腋神经末端呈扇形进入并支配三角肌,主要分布于三角肌的前、中部。腋神经后支沿着肱三头肌附着点行于后内侧、关节盂之下,发出三角肌后部肌支、小圆肌肌支、肩关节支和臂外侧皮支。

腋神经分支有两种模式:①三角肌筋膜与肩胛下肌之间的腋神经没有分支(62.5%)、有前后分支(17.5%)以及有 3 条小关节分支(20.0%);②指向肩关节的细小神经从腋神经主干出现并向腹侧延伸到肩胛下肌肌腱前外侧,27.5% 的案例存在这种模式。掌握腋神经的感觉支及其与附近解剖结构的关系,有利于实施神经阻滞,且减少对运动神经的损害。

超声解剖

1. 腋神经前路超声解剖学特点 使用便携式高频线阵超声探头扫描,将超声探头横向放置在胸大肌的外侧缘处(图 4-15),上肢外展以识别腋窝中的臂丛神经,短轴平面显示臂丛位于背阔肌和背阔肌肌腱前面。将探头稍微向头侧移动,一旦大圆肌的上缘消失即可确认四边孔。四边孔是肱骨和大圆肌之间的狭窄间隙,显示腋神经伴随旋肱后动脉的高回声蜂窝状椭圆形结构。旋肱后动脉的起源和走行变化很大,仅作为识别腋神经的辅助结构之一。进入四边孔或在肩胛下肌之前,可以看到腋神经(图 4-16)。

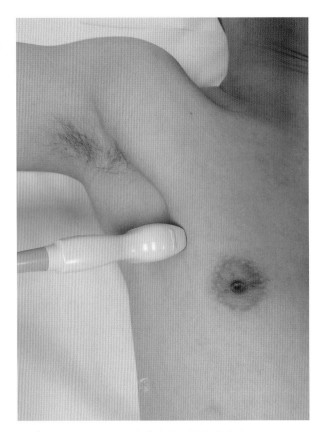

图 4-15　前路腋神经的体表定位

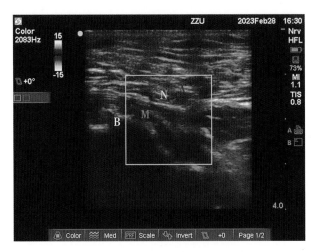

A.旋肱后动脉;N.腋神经;M.肩胛下肌;B.肱骨小结节。

图 4-16　前路腋神经阻滞

2. 腋神经后路超声解剖学特点　患者取坐位,上肢旋内 45°,肘部弯曲 90°,将手掌放在膝盖上。高频线阵超声探头平行于肱骨长轴,放置于肩峰后外侧下方约 2 cm 处(图 4-17)。显示的重要解剖结构包括肱骨头、肱骨干、横切面的小圆肌、纵切面的三角肌和肱三头肌。三角肌、小圆肌和肱三头肌之间的间隙可见旋肱后动脉。腋神经位于小圆肌、三角肌后部的深处、肱三头肌长头和肱骨干之间的神经血管间隙中,超声显示旋肱后动脉短轴声像及旋肱后动脉上方呈筛网状的腋神经短轴声像(图4-18)。

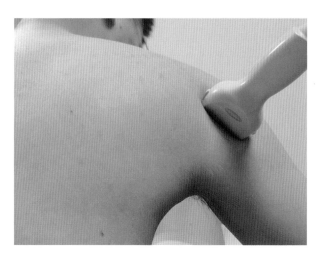

图4-17 后路腋神经的体表定位

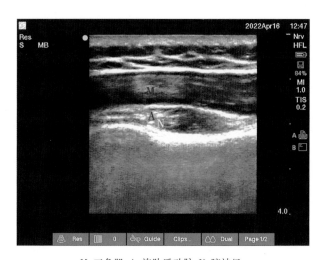

M.三角肌;A.旋肱后动脉;N.腋神经。

图4-18 后路腋神经(四边孔)阻滞

 临床应用

随着对腋神经及其周围解剖结构和超声下解剖学特点的深入认识,超声引导下腋神经阻滞为围手术期提供针对性更强、全身影响更小的镇痛方式,可以联合肩胛上神经阻滞,也可以单独应用,该方法将更多被应用于三角肌及肩部镇痛和治疗四边孔综合征等。

第八节 正中神经阻滞

臂丛神经阻滞经常有阻滞不全的现象,借助超声设备阻滞臂丛终末分支(正中神经、桡神经和尺神经)可以起到补救作用。另外在前臂或手的部位相对局限的小手术,也可以根据神经分布,采用单根神经阻滞来进行麻醉,如手指骨折开放复位固定、腕管松解、腱鞘囊肿切除等。

✳ 局部解剖

正中神经主要来自于第6颈神经前支到第1胸神经前支,由臂丛内、外侧束各发出一个根汇合而成,它支配手掌面大部分感觉。在腋窝处其参与神经血管束,多位于腋动脉浅面。正中神经在上臂内侧伴肱动脉下行,先在肱动脉外侧,然后自前方转向肱动脉内侧,走行于肱二头肌和肱肌之间,正中神经在臂部没有分支。在肘窝内,肘横纹上方,正中神经一般位于肱动脉内侧。在肘横纹下方,肱动脉分为桡动脉和尺动脉,桡动脉向桡侧并靠近桡神经,尺动脉向尺侧靠近尺神经,而正中神经无伴行血管,因此选择肱动脉分叉以下水平阻滞正中神经,血管损伤的可能性很小。正中神经在经过肘关节时发出关节支。

正中神经自肘部从肱骨内上髁与肱二头肌腱中间,穿过旋前圆肌的浅头(肱骨头)和深头(尺骨头)后进入前臂。从肘窝向下穿过旋前圆肌前,正中神经发出分支支配掌长肌、桡侧腕屈肌和指浅屈肌(图2-23、图2-24)。

在前臂,正中神经走行于指浅屈肌与指深屈肌之间,一般无伴行血管,其在前臂分出两个分支:前骨间神经和正中神经掌支。前骨间神经为运动神经,在肱骨外上髁远端5~8 cm,旋前圆肌下缘处自正中神经分出,走行于拇长屈肌和指深屈肌之间,支配前臂前侧的两块半深层肌(拇长屈肌、旋前方肌和指深屈肌的桡侧半)。正中神经掌支在正中神经桡侧距腕横纹近端5 cm处发出,在掌长肌腱和桡侧腕屈肌腱之间,经腕管浅面进入手掌,正中神经掌支支配除手指外的手掌桡侧和大鱼际皮肤感觉。

正中神经干沿中线降至腕部,是唯一通过腕管的神经。在距离屈肌支持带5 cm的近端,正中神经从指浅屈肌外侧缘自深面穿出,在掌长肌腱和桡侧腕屈肌腱深面,经拇长屈肌和指浅屈肌之间穿过腕管,在掌筋膜深面到达手掌。正中神经运动支支配第一和第二蚓状肌,进入手掌后发出正中神经返支支配大鱼际肌;在手掌区,正中神经发出指掌侧总神经,每条指掌侧总神经又发出两条指掌侧固有神经,支配桡侧三个半手指掌面皮肤及其中节和远节指背皮肤。

✳ 超声解剖

1. 臂部正中神经阻滞超声解剖　正中神经在臂部全程都与肱动脉伴行,在超声图像上比较容易鉴别,在肱骨中段肱二头肌内侧,超声探头与手臂长轴垂直(图4-19),在图像上先寻找肱动脉,在肱动脉外侧或外侧偏浅层处可见正中神经,该处正中神经呈圆形或椭圆形、筛底状,将探头向近端或远端滑动可见到延续的神经图像(图4-20)。在正中神经的深层可见到肱二头肌。

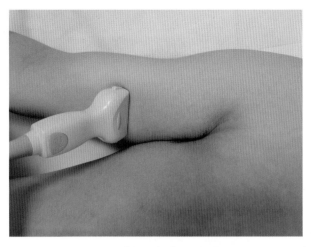

图4-19 臂部正中神经的体表定位

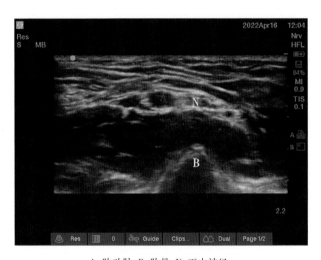

A.肱动脉;B.肱骨;N.正中神经。

图4-20 臂部正中神经阻滞

2. 前臂正中神经阻滞超声解剖 操作时要求前臂后旋,穿刺点在患者前臂掌侧面(图4-21)。正中神经在前臂走行于指浅屈肌与指深屈肌之间,中段处无血管伴行,也无肌腱附着,显像清晰(图4-22)。另外该处远离腕管,在正中神经发出掌侧皮神经的近端,又在正中神经发出前骨间运动神经的远端,因此在镇痛的同时可以尽量减少对运动功能的影响。如果操作顺利,在阻滞手部正中神经支配区的感觉纤维的同时,并不影响正中神经穿过旋前圆肌前发出的掌长肌、桡侧腕屈肌和指浅屈肌运动纤维,以及前骨间神经支配拇长屈肌、旋前方肌和指深屈肌的运动纤维。在前臂中部,正中神经位于指浅、深屈肌之间的筋膜平面,因此可以采用非神经接触法注射局部麻醉药,即将药液注入肌肉之间的筋膜平面,将肌间隙撑开,药物扩散后包围渗入正中神经,此法可尽量避免神经损伤。根据经验选择平面内或平面外穿刺技术。如果从前臂外侧平面内穿刺，需加大进针角度以避开桡动脉和桡神经浅支，或选择自探头尺侧进针，利用平面内技术穿刺进行神经阻滞。

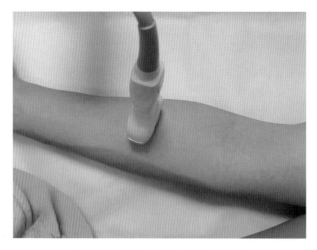

图4-21　前臂正中神经的体表定位

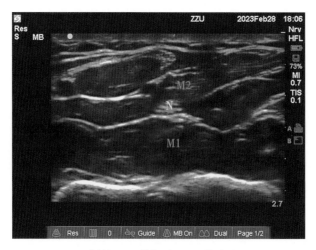

N.正中神经；M1.指深屈肌；M2.指浅屈肌。

图4-22　前臂正中神经阻滞

✳ 临床应用

用于正中神经支配范围的手术麻醉。

第九节　桡神经阻滞

在上肢手术中,常采用臂丛神经阻滞,例如肌间沟臂丛神经阻滞、锁骨上臂丛神经阻滞、锁骨下臂丛神经阻滞以及腋路臂丛神经阻滞。近些年的临床研究显示上肢远侧端神经阻滞更容易操作、更有效、更安全。不仅能降低气胸、膈神经阻滞等并发症的发生风险,不影响上肢近侧端肌肉的活动,而且能增加患者的满意度和舒适度,利于患者的快速康复。

局部解剖

桡神经是臂丛神经中最大的分支,由第5~8颈神经和第1胸神经的前支进入后束发出形成的(图2-6)。桡神经在腋动脉第3段和肱动脉上部之后,在肩胛下肌和背阔肌与大圆肌肌腱之前向下走行。桡神经在大圆肌下缘之下、肱三头肌长头和肱骨之间穿过外侧肌间隔,然后旋转绕至肱骨后部,于肱三头肌外侧头深面贴桡神经沟下行,在肱三头肌内侧头最上部的纤维后方发出两个分支,其中一个分支是肌支,到达三头肌外侧头,另一个分支通过三头肌内侧头到达肘关节。在肱骨外上髁上方穿外侧肌间隔进入前部,再行于肱肌和肱桡肌近侧之间的沟,达桡侧腕长伸肌,桡神经肌支分布于肱三头肌、肘肌、肱桡肌、桡侧腕长伸肌和肱肌(图2-35、图2-36)。在肱骨外上髁前方分成深、浅两个终支,即深支和浅支。

桡神经深支又称为骨间后神经(图2-37),其走行围绕桡骨颈外侧面穿过旋后肌到达前臂后面,沿前臂骨间膜后面,前臂浅、深伸肌之间下行到达腕关节背面。浅支在前臂自肱骨外上髁前外侧下降,在前臂中上1/3位于肱桡肌后面,走行于桡动脉外侧缘,约在腕关节上7 cm处离开桡动脉,经肱桡肌腱的深面,穿过深筋膜,分成4~5支指背神经。在手背常与前臂后皮神经或前臂外侧皮神经相交通。

桡神经在上臂支配肱三头肌、肘肌、肱桡肌、桡侧伸腕长肌和肱肌。深支在前臂支配前臂后群伸肌;浅支支配腕、手背部桡侧半及桡侧两个半近节手指背侧皮肤感觉。

超声解剖

1.肱骨中段超声引导下桡神经阻滞　患者取平卧位,头稍偏向对侧,患侧肩关节内收,肘关节屈曲、内旋,充分暴露上臂外侧部,常选用平面内进针技术。也可取侧卧位,患侧向上,上肢靠近躯干。穿刺前给予适量镇静药物,常选用线阵探头,将探头置于肱骨中段桡神经沟部,探头与肱骨垂直(图4-23)。调整探头位置直到在超声图像上清晰显示肱三头肌、肱肌和肱骨的声像,在肱骨、肱三头肌和肱肌之间可见三角形或椭圆形高回声声像即为桡神经(图4-24)。在此处进行桡神经阻滞,可同时阻断桡神经的深支和浅支。

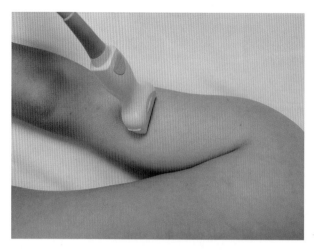

图 4-23　肱骨中段桡神经的体表定位

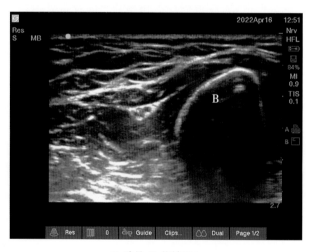

B. 肱骨；N. 桡神经。

图 4-24　肱骨中段桡神经阻滞

2. 肘部超声引导下桡神经阻滞　患者多取平卧位, 患侧肢体外展, 肘关节伸直放置于硬板床上
(图 4-25)。穿刺前给予适量镇静药物, 常选用线阵探头, 在无菌塑料套内倒入适量耦合剂, 包紧探
头备用。将探头横置于肘窝外侧, 超声下可见肱肌、肱桡肌和肱骨外上髁的声像, 在肱肌的外侧、肱
桡肌的内侧和肱骨外上髁的浅层可见一梭形高回声声像即为桡神经(图 4-26)。在此进行神经阻
滞不宜位置过低, 以免仅阻滞深支或浅支, 导致阻滞不全。

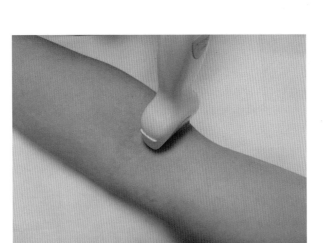

图4-25　肘部桡神经的体表定位

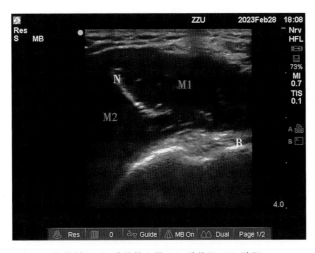

N.桡神经；B.肱骨外上髁；M1.肱桡肌；M2.肱肌。

图4-26　肘部桡神经阻滞

3. 超声引导下前臂骨间后神经（桡神经深支）阻滞　多取平卧位，患侧肩关节外展，肘关节伸直、内旋放置于硬板床上，手背向上。穿刺前给予适量镇静药物，常选用线阵探头，将探头置于前臂中段后侧，探头与桡骨垂直（图4-27）。超声下可见浅层的指伸肌和尺侧腕伸肌，深部为旋后肌和尺骨、桡骨，在指伸肌的深面，旋后肌的浅面可见骨间后神经（图4-28）。如在该处无法明确识别骨间后神经所在位置，可以在肘部或肱骨中段寻找到桡神经后，将探头沿桡神经走行方向往远端移动，追踪其位置。

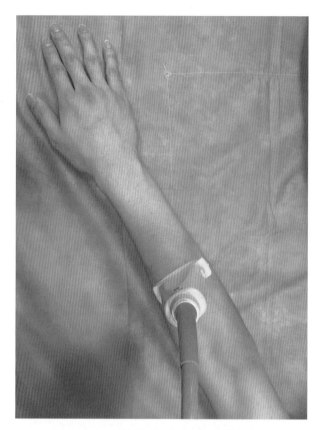

图 4-27　前臂骨间桡神经深支的体表定位

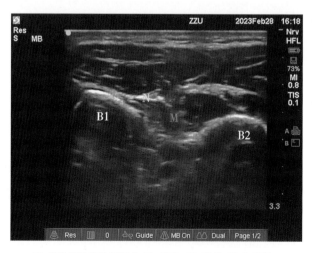

N. 前臂骨间桡神经深支；B1. 桡骨；B2. 尺骨；M. 旋后肌。

图 4-28　前臂骨间桡神经深支阻滞

4. 超声引导下前臂桡神经浅支阻滞　多取平卧位,患侧肘关节伸直、外展、外旋放置于硬板床上,手背向下,常选用线阵探头(图4-29)。在肘部或肱骨中段寻找到桡神经后,将探头沿桡神经走行方向往远端移动,可见桡神经分为浅支和深支,据此定位桡神经浅支的所在位置(图4-30)。在肱桡肌的深面,旋前圆肌与桡侧腕长伸肌之间可见与桡动脉伴行的桡神经。

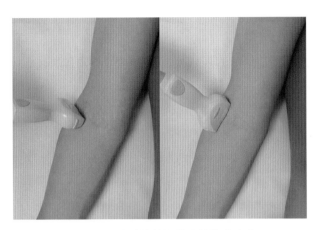

图4-29　前臂桡神经浅支的体表定位

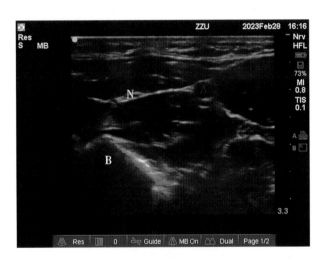

N. 桡神经浅支;B. 桡骨;A. 桡动脉。

图4-30　前臂桡神经浅支阻滞

✳ 临床应用

单纯的桡神经阻滞往往难以满足手术要求,往往需要复合尺神经、正中神经阻滞,但是超声引导下桡神经阻滞技术仍有其临床意义,例如在腋路臂丛神经阻滞效果欠佳时,单纯的桡神经阻滞可以做一个很好的补充。

第五章

躯干相关神经阻滞的应用解剖

第一节　肋间神经阻滞

Braum 于 1907 年描述了肋间神经阻滞技术,1981 年出现了连续肋间神经阻滞的报道,超声定位肋间神经阻滞最早由 Vaghadia H 于 1988 年报道,采用的方法主要是利用多普勒超声辨认血管,再盲法穿刺,此法与目前的超声引导定位肋间神经阻滞有很大区别。目前,临床上肋间神经阻滞可以为开胸手术、上腹部手术、肋骨骨折和胸腔引流术提供有效的术后镇痛,对乳腺手术也非常有效。

局部解剖

肋间神经由第 1~12 胸神经前支组成,出椎间孔后,进入相应肋间隙,与肋间动、静脉一起穿行于肋骨下缘内侧面肋间内肌和肋间最内肌之间,肋间血管于肋间神经上方与其伴行。接近腋中线附近处,肋间神经自肋下浅出。其中上 11 对位于肋间隙,称肋间神经,第 12 对胸神经前支位于第 12 肋下方,称肋下神经(图 2-38)。

每一对胸神经前支都借灰交通支和白交通支与相应的交感干神经节相连,灰交通支和白交通支一般都在肋间隙后部连接于肋间神经。灰交通支在白交通支穿出的近侧端连于胸神经前支(图 2-39)。胸神经前支自脊神经发出后,沿肋沟由后向外继而行向前内侧,沿途发出肌支支配肋间肌等;靠近腋中线处发出外侧皮支,外侧皮支浅出后分出前支和后支;终支在肋间内肌和肋间最内肌之间向前走行至靠近中线处浅出至皮下,称为前皮支(图 2-40、图 2-41)。

肋间神经主要分布于胸壁和腹壁。上 6 对肋间神经的肌支分布于肋间肌、上后锯肌和胸横肌,其外侧皮支在肋角前方发出,斜穿前锯肌浅出后分为前、后两支,分别向前、向后走行,分布于胸外侧壁和肩胛区的皮肤;前皮支在近胸骨侧缘处浅出,分布于胸前壁的皮肤及内侧份胸膜壁层。第 1、第 2 胸神经前支除分布于胸壁外,还分布到上肢。第 4~6 肋间神经的外侧皮支和第 2~4 肋间神经的前皮支均向内、外方向发出分支,分布于乳房。第 2 肋间神经的外侧皮支又称肋间臂神经,该神经横行通过腋窝到达臂内侧部与臂内侧皮神经交通,分布于臂上部内侧份皮肤。

第7～11肋间神经及肋下神经在相应肋间隙内向前下方走行,出肋间隙进入腹壁后,行于腹横肌和腹内斜肌之间,最后在腹直肌外侧缘穿腹直肌鞘,分布于腹直肌。下5对肋间神经发出的肌支,分布于肋间肌和腹前外侧壁肌群;肋间神经发出的外侧皮支,由上至下分别从深面穿肋间肌和腹外斜肌浅出,其浅出点连接起来几乎成一上、下走行的斜线。肋间神经的前皮支则在白线附近浅出。外侧皮支和前皮支主要分布于胸部和腹部的皮肤,同时也有分支分布至胸膜和腹膜的壁层。肋下神经直径一般约为3 mm,来自第12胸神经前支,它与第12肋的关系不密切,而是绕髂嵴走行,支配下腹部腹壁。

在解剖上,不同节段的肋间神经具有一定的区别,如第1胸神经没有前皮支,通常也没有外侧皮支,其主要的神经纤维越过第1肋颈,离开肋间后加入臂丛,小部分神经纤维在第1肋下走行,称为第1肋间神经,支配肋间肌。第2和第3胸神经发出的神经纤维加入肋间臂神经,支配腋窝和上臂内侧至肘关节的感觉。第2～11胸神经有外侧皮支,支配躯干外侧部皮肤。第7～11胸神经外侧皮支前支支配躯干外侧到腹直肌外侧缘的皮肤感觉,第7～11胸神经外侧皮支后支支配背阔肌表面皮肤感觉。第12胸神经外侧部皮支无分支,其前皮支部分神经纤维加入第1腰神经形成髂腹下神经、髂腹股沟神经和生殖股神经,部分神经纤维穿腹横肌进入腹横肌平面。第2～6胸神经的前皮支在胸骨外侧缘穿肋间外肌和胸大肌浅出,支配胸部中线附近皮肤的感觉。第7～12胸神经前皮支穿腹直肌鞘后,支配腹直肌的运动以及腹前侧壁皮肤的感觉。第7～12胸神经的部分神经纤维继续向前走行,与第1腰神经纤维一起,支配壁腹膜,在腹白线浅出后支配腹前侧中线皮肤的感觉。

✳ 超声解剖

由于肋间神经细小,且容易被肋骨所掩盖,因此超声图像常显示效果不好。利用多普勒超声或能量多普勒成像定位肋间血管,可间接定位肋间神经。肋间神经阻滞时,关键是鉴别肋间隙的3层骨骼肌,由外至内分别为肋间外肌、肋间内肌和肋间最内肌。肋间最内肌下方的高回声亮线为胸膜,胸膜下可见因含气而呈高回声的肺组织,肺组织随呼吸而上下移动。肋骨呈城垛样表现,表面高回声,深部低回声,肋骨之间由高回声胸膜相连,肋骨下缘和胸膜的成角处即为肋间神经的位置。肋间神经阻滞分肋间神经前皮支长轴神经阻滞(图5-1、图5-2)和肋间神经前皮支短轴神经阻滞(图5-3、图5-4)。

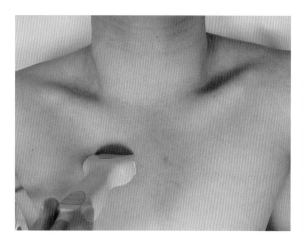

图 5-1　肋间神经前皮支长轴的体表定位

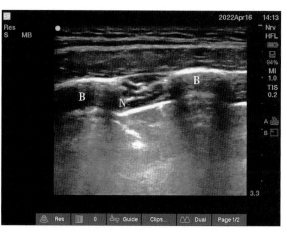

B. 肋软骨；M. 胸大肌；N. 肋间神经前皮支。

图 5-2　肋间神经前皮支（长轴）阻滞

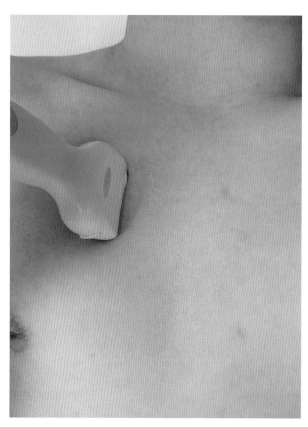

图 5-3　肋间神经前皮支短轴的体表定位

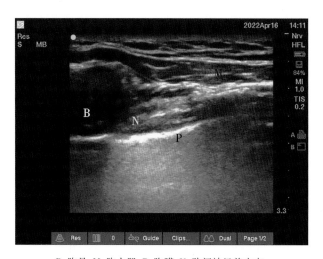

B. 胸骨；M. 胸大肌；P. 胸膜；N. 肋间神经前皮支。

图 5-4　肋间神经前皮支（短轴）阻滞

✳ 临床应用

肋间神经阻滞术适用于：①胸外伤后疼痛，包括肋骨骨折、胸壁挫伤、连枷胸等。②胸部或上腹部手术后镇痛。③原发性肋间神经痛及继发性肋间神经痛，如胸椎结核、胸椎转移瘤、退行性胸椎病、强直性脊柱炎、胸膜炎等压迫或刺激肋间神经所致的疼痛，以及带状疱疹和带状疱疹后神经痛等。

第二节　前锯肌平面神经阻滞

前锯肌平面神经阻滞是一种新颖的局部肌肉筋膜阻滞技术，被广泛应用于胸部及腹部手术后的疼痛管理。超声引导下前锯肌平面神经阻滞具有可视化、定位准确、安全性高、舒适度高等优点。

✳ 局部解剖

前锯肌位于胸壁的外侧面，以肌齿起于第 1～9 对肋外侧，由上到下逐渐变大变长，止于肩胛骨内侧缘和下角。背阔肌覆盖于前锯肌的部分表面，形成前锯肌浅面的筋膜间隙，其间有肋间神经外侧皮支的分支、胸背神经和胸长神经主干经过。前锯肌深面为肋间外肌和肋外面，其间为前锯肌深面的筋膜间隙，是肋间神经外侧皮支斜穿前锯肌浅出的起始部位。

肋间神经共 11 对，其支配范围具有节段性，上 6 对肋间神经的外侧皮支支配前外侧胸壁皮肤，第 2 肋间神经外侧皮支分布于腋窝和臂内侧区的皮肤。下 5 对肋间神经的外侧皮支支配腹部外侧皮肤。局部麻醉药在前锯肌附近的筋膜平面内扩散的能力有限，因此，在不同位置行前锯肌平面神经阻滞，其阻滞范围也不同。秦志祥等研究表明，将亚甲蓝溶液注入 4 具尸体的腋中线上第 4、5

肋间前锯肌浅面的间隙,第 2~6 肋间神经的外侧皮支、胸长神经和胸背神经均被染色。Elsharkawy 等研究表明,将含有甲基纤维素的墨水注入 T_5~T_6 水平、肩胛骨内侧的菱形肌与肋间肌之间及腋后线上肩胛下角边缘(T_7~T_8 水平)的前锯肌与肋间外肌之间,第 4~8 肋间神经外侧皮支均被染色,染色范围最大能够扩散到第 2~10 肋间神经外侧皮支。

✳ 超声解剖

定位所需阻滞的神经时把探头与胸骨平行置于胸骨角外侧,定位出第 2 肋,沿第 2 肋向外平移至腋前线,可显示第 2 和第 3 肋表面的前锯肌、胸小肌和胸大肌(图 5-5),胸小肌与前锯肌之间的间隙即为所需神经阻滞平面,该水平可阻滞第 2 肋间神经外侧皮支。继续沿腋前线向足侧移动探头,可显示第 3 和第 4 肋及表面附着的前锯肌、胸小肌和胸大肌,前锯肌的浅层即为所需神经阻滞平面,该水平可阻滞第 3 肋间神经外侧皮支。沿腋前线向足侧继续平移探头可依次定位出第 4~9 肋及浅表的前锯肌,至所需神经阻滞节段,向后侧移动探头至腋中线。超声下可见背阔肌、前锯肌、肋间肌和肋骨等声像(图 5-6)。前锯肌上或前锯肌与肋间肌之间的间隙即为所需神经阻滞平面。

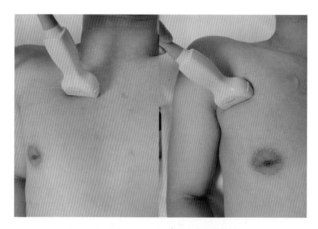

图 5-5 前锯肌平面神经的体表定位

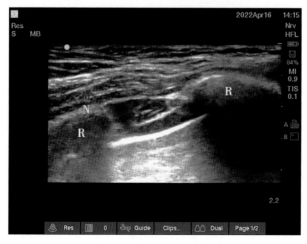

M.前锯肌;R.肋骨;N.神经。

图 5-6 前锯肌平面神经阻滞

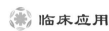 **临床应用**

超声引导下前锯肌平面神经阻滞作为一种新型局部肌肉筋膜阻滞技术,能有效缓解患者术后急性疼痛,减少围手术期阿片类药物用量,且操作简单、快捷,并发症少。超声引导下前锯肌平面神经阻滞作为区域神经阻滞技术,应用于心胸外科手术、肋骨骨折镇痛、乳腺癌手术及腹部手术等,可以有效缓解术后急性疼痛,促进患者术后康复。前锯肌平面神经阻滞作为多模式镇痛方案的一部分,与其他镇痛方法联合应用,能获得更好的镇痛效果。

第三节　腹横肌平面(肋缘下)神经阻滞

根据腹壁神经解剖定位的特点,2006 年 McDonnell 等报道了根据体表标志定位的腹壁神经阻滞法,即腹横肌平面神经阻滞。垂直于皮肤进针,出现两次突破感后,将局部麻醉药单次注射到腹横肌和腹内斜肌之间的 Petit 三角。MeDonnell 等通过尸体解剖与放射学的方法检验了腹横肌平面神经阻滞的有效性。起初为盲法穿刺技术,根据操作者穿刺时两次突破落空感来判断进针平面。随后发展为超声引导下穿刺技术,2007 年 Hebbard P 等报道了超声下定位腹横肌平面神经阻滞,目前腹壁神经阻滞法可经腋前线入路和肋缘下入路等多种操作方法。

局部解剖

腹侧壁由腹外斜肌、腹内斜肌、腹横肌及它们的筋膜组成,腹前壁正中由腹直肌和腹直肌鞘构成。腹内斜肌和腹横肌之间的平面称为腹横肌平面。腹前外侧壁的皮肤、肌肉和部分腹膜由第 6~12 胸神经前支和第 1 腰神经前支支配。第 6~11 胸神经前支发出肋间神经,第 12 胸神经前支发出肋下神经,第 1 腰神经前支发出髂腹下和髂腹股沟神经。第 6 胸神经分布于剑突区,第 8 胸神经几乎与肋弓下缘平行。第 6~8 胸神经在腹直肌后离开肋间,走行于腹直肌鞘后壁和腹横肌之间,分支向前穿过腹直肌鞘进入腹直肌。第 6~8 胸神经的走行变异较大,有时在出肋缘处就已经进入腹直肌,此时在腹直肌和腹直肌鞘后层之间注射局部麻醉药将难以浸润到神经纤维。第 9~12 胸神经在腹横肌平面内的走行距离一般较长,一般在腹直肌鞘外侧离开腹横肌平面进入腹直肌鞘,在腹直肌后走行很短一段距离之后,进入腹直肌并穿腹直肌鞘前层浅出,管理锁骨中线到前正中线范围内的皮肤感觉。第 9~12 胸神经纤维偶尔在腹直肌外侧缘即向前穿过肌层。第 9 胸神经一般呈横向走行。第 10 和第 11 胸神经斜向内下走行,管理脐周区域。第 12 胸神经在第 12 肋末端进入腹横肌平面。

每支胸神经都有外侧支,外侧支在肋角处发出,在腋中线水平穿过表面覆盖的肌肉浅出,外侧支多半不进入腹横肌平面。髂腹下神经和髂腹股沟神经与其他胸神经的走行不同,这两支神经均走行于腹横肌深面,直到髂嵴的中 1/3 处才穿过腹横肌进入腹横肌平面内,走行至髂前上棘内下方后,髂腹下神经穿腹内斜肌浅出,髂腹股沟神经进入腹股沟管。下胸段脊神经和第1腰神经在腹前外侧壁走行于腹内斜肌与腹横肌之间的平面(腹横肌平面),在该平面内,向腹横肌神经丛周围注射局部麻醉药,可阻滞同侧腹壁肌和皮肤。腹前外侧壁由浅入深包括腹外斜肌、腹内斜肌和腹横肌三层肌,腹前壁正中为腹直肌,每层骨骼肌在腹部不同的部位移行为腱膜,因此采用超声在不同部位观察,骨骼肌层次会有所不同。

✴ 超声解剖

患者仰卧位,选用25 mm线阵频率10～13 MHz探头。采用腋前线入路时,探头位于髂嵴与肋缘下连线中点,在腋中线上作轴位扫描(图5-7);采用肋缘下入路时,探头位于肋弓下,作斜轴位扫描(图5-8)。首先是鉴别腹前外侧壁的3层骨骼肌(腹外斜肌、腹内斜肌和腹横肌)。一般在3层骨骼肌中,腹外斜肌和腹横肌较薄,腹内斜肌最厚。腹外斜肌和腹横肌之间的筋膜平面呈高回声,腹横肌深面的高回声亮线为腹膜,其下方可见随呼吸移动的肠管,肠管内因含气而呈高回声,在腹膜下方可见到彗星尾伪像。肋缘下入路时,如果在锁骨中线内侧观察,一般只能见到腹横肌和腹直肌(图5-9)。沿肋缘向外下移动探头,在腹直肌外侧缘有腹外斜肌和腹横肌腱膜覆盖于腹横肌及其腱膜之上。继续向外至腋前线水平依次出现腹外斜肌和腹内斜肌,覆盖于腹横肌之上,在腋中线水平,3层骨骼肌的层次则比较清楚。

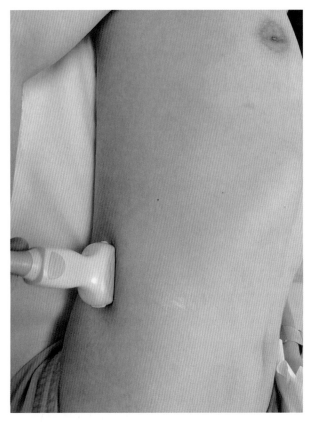

图5-7 腹横肌平面腋前线入路的体表定位

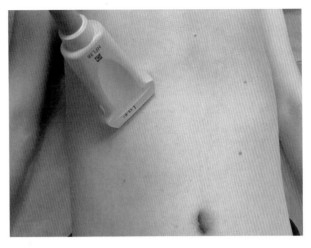

图5-8 腹横肌平面神经(肋缘下)的体表定位

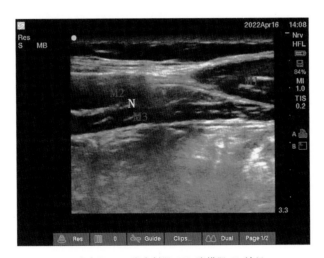

M1.腹直肌;M2.腹内斜肌;M3.腹横肌;N.神经。

图5-9 腹横肌平面神经阻滞(肋缘下)

临床应用

　　腹横肌平面神经阻滞主要用于腹部手术术后镇痛,如阑尾切除术、剖宫产术以及肠切除术等。

第四节　腹直肌鞘处神经阻滞

腹直肌鞘处神经阻滞是将局部麻醉药注入腹直肌与腹直肌鞘后层之间,阻滞走行于两者之间的神经,为腹壁前正中的手术提供镇痛技术。1899 年,Schleich 首次将该技术用于松弛成年人前腹壁。1996 年,Ferguson 等将其用于小儿疝修补术镇痛,但由于盲穿时易出现并发症,临床应用有限。2006 年,Willschke H 等率先提出在超声引导下行腹直肌鞘处神经阻滞。近年来,随着超声设备的发展和穿刺技术的成熟,腹直肌鞘处神经阻滞在临床多模型镇痛中越来越受到重视。

局部解剖

腹直肌是前腹壁纵向走行的骨骼肌,内侧边界为正中线,外侧边界为半月线。腹前外侧壁的肌在向腹前正中走行过程中,于腹直肌外侧移行为腱膜,并从前后包裹腹直肌,于腹前正中线上融合形成白线。腹直肌鞘分为前、后 2 层,腹直肌鞘前层由腹内斜肌腱膜的前层与腹外斜肌腱膜构成,腹直肌鞘后层由腹内斜肌腱膜的后层与腹横肌腱膜构成,深面为腹横筋膜。在脐下 4 ~ 5 cm,腹直肌鞘后层下部缺如,下端游离,形成弓状线。弓状线下方,腹外侧 3 层阔肌的腱膜全部转到腹直肌的前面构成腹直肌鞘的前层。在弓状线以上,腹横筋膜和腹直肌鞘后层将腹直肌与腹腔隔开。在弓状线以下,腹直肌后面直接与腹横筋膜相贴。第 8 ~ 11 肋间神经前皮支从腹直肌鞘后面和侧面进入腹直肌鞘,在腹直肌鞘内还有腹壁上动脉和静脉,肋间神经的前皮支在穿过腹直肌浅出前,可能与上述血管伴行,腹壁下动脉与腹直肌鞘的关系变异较大。肋间神经走行于腹直肌和腹直肌鞘后层之间的空隙内,在腹前壁中线附近穿出腹直肌鞘,最后向前发出皮下分支走行于腹直肌前方的皮下组织,并支配腹中部。根据这些解剖特点,可以在腹直肌下或腹直肌上注射局部麻醉药,阻滞这些神经。

超声解剖

患者仰卧位,双上肢自然放置于胸部两侧,暴露患者腹前壁,选用线阵探头,置于脐水平,做轴位切面扫描或旁矢状切面扫描(图 5-10)。超声下可见到腹直肌鞘前、后层呈双层高回声亮线,其中的腹直肌呈低回声。腹直肌鞘后层深面为高回声的腹膜(图 5-11),其下方可见随呼吸而移动的肠管,因含气而呈高回声。向外侧移动探头可见到腹直肌外侧缘,有时腹横肌一直延伸到腹直肌外侧缘下方。旁矢状切面上,可见到腹直肌内的腱划,腹直肌下面的腹横肌腱膜和腹横筋膜呈双强回声。将局部麻醉药注射到腹直肌下方的肋间神经前皮支进入腹直肌鞘处,腹横筋膜和腹横肌腱膜在超声下形成双层高回声亮线样结构,因此局部麻醉药的理想位置应该是在双层高回声亮线样结构之上,腹直肌之下。采用旁矢状切面比较容易观察到双层亮线样结构。由于肋间神经一般自腹直肌鞘外侧缘进入,因此腹直肌外侧缘也是局部麻醉药的理想注射部位,以此为穿刺靶点时,由于腹直肌外侧缘深面有时是腹横肌而不是腹腔,所以比较安全。

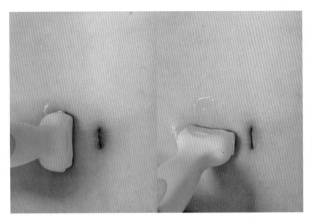

图5-10 腹直肌鞘处神经的体表定位

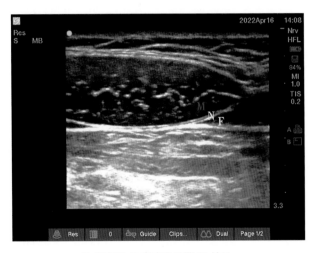

M.腹直肌;F.股直肌后鞘;N.神经。

图5-11 腹直肌鞘处神经阻滞

✳ **临床应用**

腹直肌鞘阻滞适应于:腹部正中切口的手术,如胃肠切除术、膀胱癌根治术、子宫全切术、腹腔镜腹股沟斜疝修补术、腹腔镜卵巢切除术等。

第六章

脊柱周围神经阻滞的应用解剖

第一节　胸椎旁间隙神经阻滞

椎旁间隙神经阻滞早在 1906 年就由 Selheim 报道,1911 年 Laewen 对其操作技术进行了改良。传统的椎旁间隙阻滞一般在中线旁 2~4 cm 处采用盲法穿刺,寻找到横突后调整穿刺方向,使针尖越过横突 1 cm,越过肋横突韧带后注射药物。判断针尖是否到达理想位置的常用方法有阻力消失法、预估深度法和神经刺激器引导法,2000 年 Pusch F 等报道了椎旁间隙阻滞前利用超声测定椎旁间隙深度的方法。2009 年 Hara K 等首次报道了超声定位实时引导椎旁间隙阻滞技术,作旁矢状切面扫描观察横突和胸膜,然后利用平面外技术穿刺,利用阻力消失法判断穿刺深度。

❄ 局部解剖

胸段椎旁间隙为肋骨头和肋骨颈之间的楔形区域,后壁为肋横突韧带,前外侧壁为壁胸膜和胸内筋膜,内侧壁为椎体、椎间孔和椎间盘外侧。椎旁间隙向外与肋间隙相通,向内与椎管腔相通,向上、向下与邻近节段椎旁间隙相通。椎旁间隙内含丰富的脂肪组织,其内有肋间神经、脊神经后支、肋间血管、交通支和交感干,椎旁间隙内的脊神经没有鞘膜包绕,因此对局部麻醉药非常敏感。

胸段脊神经和交感神经自椎间孔穿出后,向前靠近胸膜并越过横突,进入椎旁间隙,椎旁间隙的内侧边界为椎体,前侧边界为胸内筋膜,上界为上一肋下缘,后侧边界为横突和肋横突韧带,神经纤维进入肋间内肌和肋间最内肌之间的平面后成为肋间神经。椎旁间隙上下相通,仅在第 12 胸椎水平被腰大肌隔断。肋横突上韧带位于肋骨颈上缘和上一椎骨横突下缘之间。由于肋骨颈的位置较横突深,因此肋横突上韧带的走行总是呈足侧深而头侧表浅的斜坡形。

❄ 超声解剖

超声可为椎旁间隙内神经阻滞提供有价值的信息,最重要的解剖标志是肋骨和横突。

1. 超声引导的横向平面内穿刺法　常规消毒后,在阻滞节段相应肋间隙水平将超声探头垂直放置在脊柱后正中线旁(图6-1),调整探头位置,探头长轴沿肋间隙扫描可见内侧为横突,外侧斜坡样高回声声影为胸膜,患者深呼吸时在超声影像下可见脏层胸膜和壁层胸膜滑动产生的胸膜滑动征(图6-2),浅部可见肋横突上韧带。于探头外侧1 cm处平行于超声平面向内侧深部进针,始终保持穿刺针在超声视野范围内,适当调整进针方向避开横突,待针尖进入胸椎旁间隙,回抽无血、无气即可注入局部麻醉药,超声下可见局部麻醉药扩散并有胸膜压低。

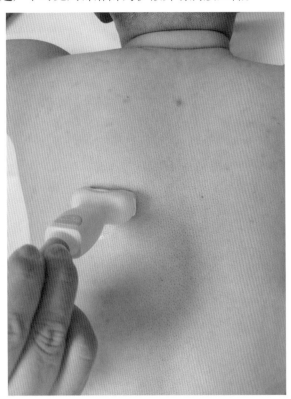

图6-1　胸椎旁间隙神经(短轴)的体表定位

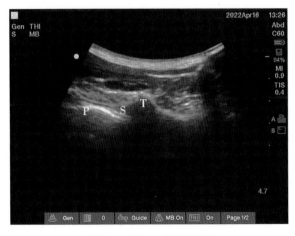

T. 横突;P. 胸膜;S. 胸椎旁间隙。

图6-2　胸椎旁间隙神经阻滞(短轴)

2. 超声引导的纵向平面内穿刺法　常规消毒后,将超声探头与脊柱平行放置,正中线旁2.5 cm,探头中点放置在两横突之间(图6-3),超声视野可见两个横突声影,两个横突间可见肋横突上带、胸膜、胸膜滑动征及胸膜下的肺组织(图6-4)。穿刺针于探头下1 cm处向头侧进针,始终保持穿刺针在超声视野范围内,之后适当调整进针方向,避开横突,突破肋横突上韧带进入胸椎旁间隙,回抽无血、无气即可注入局部麻醉药,超声下可见局部麻醉药在胸膜外侧增多而形成的弱回声团,并可见胸膜向前压低肺组织。

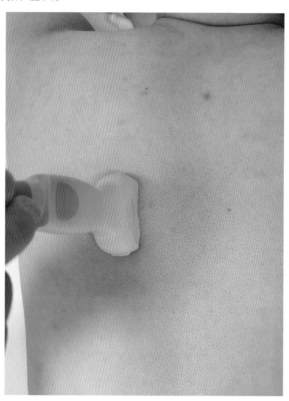

图6-3　胸椎旁间隙神经(长轴)的体表定位

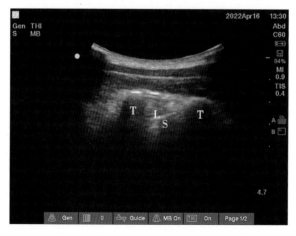

T. 横突;L. 肋横突上韧带;S. 胸椎旁间隙。

图6-4　胸椎旁间隙神经阻滞(长轴)

✱ 临床应用

超声定位胸段椎旁神经阻滞主要适用于椎旁肌肉群前侧的手术麻醉和术后镇痛,常用于乳腺手术、开胸手术、胸腔镜手术、胆囊手术、肾脏和输尿管手术、疝气和阑尾手术术后镇痛。椎旁神经阻滞还可用于下乳腺手术、疝气手术和胸壁表浅手术的麻醉。与椎管内麻醉相比,椎旁神经阻滞相对容易掌握,安全度也比较高,也可以用于镇静和全麻插管后的患者。由于是单侧神经阻滞,并发症发生率低,不会引起尿潴留,不影响下肢运动。

第二节　腰椎旁神经阻滞

腰背部疼痛常常由腰椎间盘突出症、腰椎管狭窄症、小关节病变等引起,是常见病和多发病。临床上常使用腰椎注射技术来治疗腰背部疼痛,目前经常使用的腰椎注射包括小关节腔注射、腰神经后内侧支注射、神经根周围注射及经椎间孔硬膜外注射等。随着超声技术的不断发展,腰椎注射的成功率不断提高,并发症的发生率也有所下降。目前超声引导下腰椎注射是一项安全性高,准确率高,发展前景好的技术。

✱ 局部解剖

腰椎体肥厚,椎孔较小,呈三角形。椎弓根伸向后外,椎弓板较厚,略向下后倾斜。关节突关节又称小关节,呈矢状位,向下逐渐变成斜位;横突形态不同,第 3 腰椎横突最长,横突间韧带呈膜状,起于上位腰椎横突下缘的前份,纤维行向外下止于下位腰椎横突上缘的前份。横突间韧带外侧缘与胸腰筋膜相连,其内侧缘与下位腰椎的横突及下位腰椎上关节突外侧缘之间围成骨纤维孔。腰段椎管的形态各异,L_1、L_2 多呈卵圆形,L_3、L_4 多呈三角形,L_5 多呈三叶草形;其前后径的正常测量范围是 15～25 mm,容纳脊髓及马尾、脊神经根、硬膜囊、硬膜外腔及其内的结缔组织和椎内静脉丛、蛛网膜下隙及其内的脑脊液。

腰神经自离开硬膜囊后到椎间管(孔)外口经过的一条狭窄的骨纤维性通道为腰神经通道,一般分为 2 段:第 1 段称为神经根管,从硬膜囊穿出至椎间管内口。该段虽然不长,但有几个狭窄的间隙,即盘黄间隙、侧隐窝、上关节突旁沟与椎弓根下沟,这些结构异常,可压迫腰神经根;第 2 段为椎间管(孔)。

神经根管是神经根自离开硬脊膜到椎间孔外口所经过的骨纤维管道,包括侧隐窝和椎间孔神经根管两个部分。侧隐窝位于侧椎管,前面为椎体后缘,后面为上关节突前面与椎板和椎弓根连结处,外侧面为椎弓根的内面,内侧入口相当于上关节突前缘。由侧隐窝向前外下方延伸为椎间孔,椎间孔上、下界为椎弓根,底部从上到下分别为上位椎体的后下缘、椎间盘和下位椎体的后上缘,顶部由黄韧带构成,黄韧带后面是关节突关节,椎间孔的大小与椎间隙的高度有关。椎间孔内有神经根、动脉和静脉等通过。椎间孔内下部有一纤维隔,连于椎间盘纤维环与关节突关节之间,将椎间孔分为上、下两管:上管有神经根、腰骶动脉的椎管内支及椎间静脉上支通过;下管有椎间静脉下支通过。

腰部脊神经穿出椎间孔后立即分为脊神经前支、后支、脊膜支和交通支。脊神经后支较细,上腰段大约在椎间孔外侧 1.5 cm,下腰段大约在椎间孔外侧 2 cm 处从脊神经分出,其主干长为 0.5 ~ 1 cm。后支主干从下位椎体横突的上缘、上关节突的外侧向后下走行,以 60°角分为内侧支和外侧支。内侧支较细,紧贴横突根部的骨纤维孔下行,并沿下位椎体上关节突外侧缘向下进入乳突与副突之间的骨纤维管。

骨纤维孔又称脊神经后支骨纤维孔,位于椎间孔外口后外方,开口向后,与椎间孔方向垂直。由 3 个壁构成:上外侧界为横突间韧带内侧缘,下界为下位椎骨横突的上缘,内侧界为下位椎骨上关节突外侧缘,腰神经后支起始部在此通过。骨纤维孔的体表投影,位于该椎骨棘突外侧,在下述两点的连线上,上位点在第 1 腰椎平面后正中线外侧 2.3 cm,下位点在第 5 腰椎平面后正中线外侧 3.2 cm 的连线上。骨纤维孔狭窄时,手术切除横突间韧带 3 mm 以上,同时铲除下壁的骨嵴,以松懈腰神经后支。

骨纤维管又称为腰神经后内侧支骨纤维管。位于腰椎乳突与副突之间的骨沟处,自外上斜向内下,由 4 个壁构成:前壁为乳突与副突间沟,或有腱膜附着;后壁为上关节突副韧带;上壁为乳突;下壁为副突。上关节突副突韧带绝大部分起自于上关节突的外下缘,小部分起自乳突,或称之为乳突副突韧带,该韧带是横突间韧带的内侧部分,有骨化倾向,骨化的结果,在乳突与副突之间出现骨桥,使之成为完全的骨性管。管内为腰神经后内侧支通过。腰神经后支及其分出的内、外侧支在各自的行程中,都分别经过骨纤维孔、骨纤维管或穿胸腰筋膜裂隙。

❋ 超声解剖

成人脊柱腰段小关节、横突以及椎管结构较深,成人腰部脊柱的深度一般在 5 ~ 7 cm,超声下观察腰骶部脊柱时常用低频的凸形探头(2 ~ 6 MHz),将超声探头于脊柱中线作轴位扫描,可看到棘突、关节突、横突、竖脊肌、腰方肌和腰大肌的超声图像。轻轻朝头侧或足侧调整探头方向,可找到硬膜外间隙成像最清晰的位置和角度,此时超声束相当于椎间隙的平面(图 6-5)。2013 年 Provenzano 等还提出了更加详细的超声扫描腰椎方法,共分为 7 个扫描层面来观察腰椎,这几个扫描层面分别为将超声探头置于患者后背后正中线的棘突层面、斜向椎板层面、小关节层面、横突层面,以及将探头旋转 90°观察的横向棘突层面、椎板间层面、斜向椎间孔层面。其中在轴位扫描椎板间层面,由于没有骨质结构的阻挡,可以看到椎管相关结构(图 6-6)。

患者取俯卧位,腹部可垫薄枕,从而打开腰椎间隙,便于观测。然后将探头旋转 90°,在将探头长轴置于患者后背正中线(图 6-7),可看到腰椎的棘突呈一个个间断的弧形高回声。于正中线处作矢状面扫描观察神经轴结构,可见到棘突,在棘突之间的声窗内可见到背侧硬脊膜和腹侧硬脊膜,将弧形探头置于患者背部后正中线,将探头长轴平行于背部后正中线,可以看到呈间断的弧形高回声的棘突。

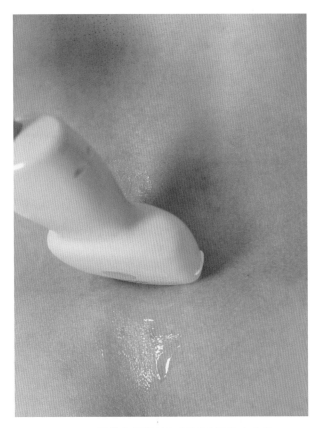

图 6-5　腰椎旁间隙神经（椎管）的体表定位

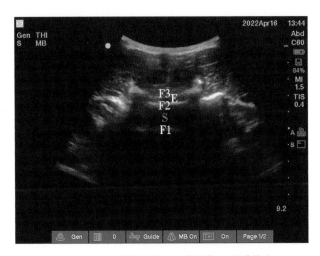

F1. 腹侧硬膜；F2. 背侧硬膜；F3. 黄韧带；E. 硬膜外腔；

S. 脊髓。

图 6-6　腰椎旁间隙神经阻滞（椎管）

第5腰椎的棘突最小，因此很容易在超声图像中找到第5腰椎与第1骶椎的椎间隙，从此椎间隙往头侧计数，即可确定其他腰椎节段的棘突。轴向观察横突成像时，可同时观察到棘突、上关节突及横突之间的连接部分，该图像可引导平面内进针阻滞腰神经后内侧支。此时，再将探头向头侧或足侧移动，可看见横突间韧带，如果成像质量高，可看见神经根，位于横突间韧带腹侧，超声下呈稍低信号的圆状结构，周围被高信号的脂肪包绕。然后将探头旋转90°，于正中线处作矢状面扫描观察神经长轴结构，可见到棘突，在棘突之间的声窗内可见到背侧硬脊膜和腹侧硬脊膜，呈现"＝"强回声信号。浅部的强回声带由黄韧带和背侧硬脊膜组成，深部的强回声由腹侧硬脊膜、后纵韧带和腰椎椎体组成。向侧方缓慢平移探头，作旁矢状面扫描时，可见到一条连续的高回声亮线，呈波浪形，此为关节突关节成像，波浪的最高点是上、下关节突交叉部位，称其为"驼峰征"。继续向外侧平移探头，呈现的图像看上去像是"凸"字的一半，此为关节突关节和横突影像。关节突较横突浅，横突位于本节段椎体上关节突和上段椎体下关节突构成的关节突关节的下方。当探头平移至距脊柱中线3～5cm时，可见到间断的高回声波浪曲线，即为横突，竖脊肌在横突的浅层，腰大肌在相邻横突之间及其深层，此成像常常被描述为"三叉戟"。斜向椎间孔层面有助于观察椎间孔及椎旁解剖结构，有时可见神经根，除此之外，也可看见竖脊肌、腰大肌、腰方肌等（图6-8）。

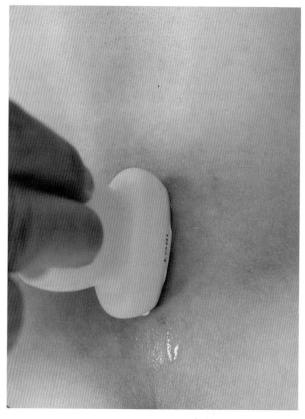

图6-7 腰椎正中旁神经（长轴）的体表定位

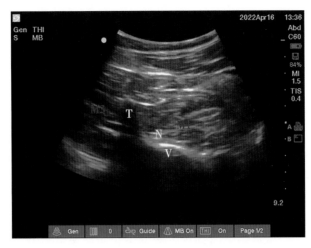

T.横突；V.椎体；M1.腰大肌；M2.腰方肌；M3.竖脊肌；
N.脊神经根。

图6-8　腰椎正中旁神经阻滞（长轴）

临床应用

　　腰椎神经阻滞适用于下肢外伤后疼痛，下肢手术的麻醉、术后镇痛，原发性及继发性神经痛如椎间结核、转移瘤、退行性腰椎病、强直性脊柱炎等压迫或刺激椎间神经所致的疼痛等。

第三节　腰丛神经阻滞

　　腰丛神经阻滞是下肢手术麻醉和镇痛的常用方法，多采用解剖学定位和神经刺激器辅助定位法穿刺。在肥胖患者或外伤致体表标志辨认不清时，常导致操作困难。超声引导下的浅部神经阻滞如臂丛神经和股神经阻滞已经广泛应用于临床并取得良好效果。2002年Kirchmair等描述了腰丛的超声影像学特点，2008年Karmakar等报道了5例超声引导下腰丛神经阻滞的经验。随着超声技术的发展，超声图像质量的提高，穿刺针的改进，超声引导的腰丛神经阻滞已经开始用于临床并显示出良好的效果。

局部解剖

　　腰丛主要由第1~3腰神经前支组成，此外，还含有第12胸神经前支的一部分和第4腰神经前支一部分，腰丛神经根汇合一起，发出肋下神经、髂腹下神经、髂腹股沟神经、股外侧皮神经、股神经、生殖股神经、闭孔神经等分支，腰丛常位于腰大肌的深面，股外侧皮神经和股神经位于同层面内，闭孔神经则穿过闭膜管出盆腔。腰丛神经阻滞联合坐骨神经阻滞可用于下肢手术术中或术后的镇痛，也可多次注射治疗下肢的慢性疼痛。

超声解剖

患者取侧卧位或俯卧位,探头位置如下。

1. 轴位扫描 探头在背部中线第 4 腰椎水平作轴位扫描,找到棘突后侧向移动 3~4 cm (图 6-9),看到脊柱旁的关节突和横突,即可得到典型的超声图。轴位扫描适用于平面内或平面外穿刺进行腰丛神经阻滞。超声下棘突、关节突和横突都是非常重要的标志。当超声探头落于脊柱中线作轴位扫描时可见棘突、关节突、横突、竖脊肌、腰方肌、腰大肌的超声图像,有时可在横突下见到呈高回声的腰丛图像(图 6-10)。

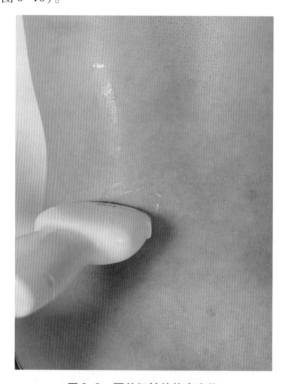

图 6-9　腰丛短轴的体表定位

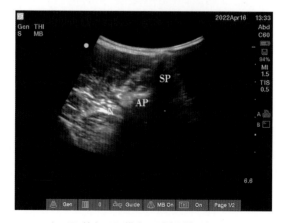

SP. 棘突;AP. 横突;N. 腰丛神经根。

图 6-10　腰丛神经阻滞(短轴)

2. 旁矢状位扫描　探头与脊柱平行,探头中间线落于髂嵴最高点连线上,自脊柱中线向躯干一侧作矢状面扫描,看到典型的关节突影像后,继续向体侧移动探头,直到第3~4腰椎和第4~5腰椎横突以及下方的腰大肌清晰显像(图6-11)。将探头转为矢状面扫描,可见到棘突及高回声的硬脊膜图像。慢慢向躯干一侧平移探头,作旁矢状面扫描时,可见到关节突图像,可清楚显示每个椎体的上关节突,下关节突由于被上关节突遮挡难以显示,高亮的骨皮质回声呈现为头侧平缓、尾侧陡峭的斜坡,斜坡的最高点为下关节突。继续向外侧缓慢平移探头,可见到关节突关节和横突图像,关节突关节的位置较横突浅,横突位于本节段椎体上关节突和上段椎体下关节突构成的关节突关节的下方。探头平移至距离中线约4 cm处,可见到典型的横突及腰大肌长轴图像。保持探头的旁矢状面扫描不变,向头侧平移探头,可以见到腰大肌影像和肾下极影像(图6-12)。平卧位时,右肾门约位于第2腰椎横突水平,左肾门约位于第1腰椎水平,将探头置于第4~5腰椎或第3~4腰椎横突间,作轴位切面扫描,在体型偏瘦者可见到腰丛短轴切面图像。腰丛常位于腰大肌后1/3,距离横突前表面2~3 cm深处,多数患者超声下可能找不到腰丛,年轻人相对容易看见强回声的神经结构,甚至在旁矢状面扫描时也能分辨。

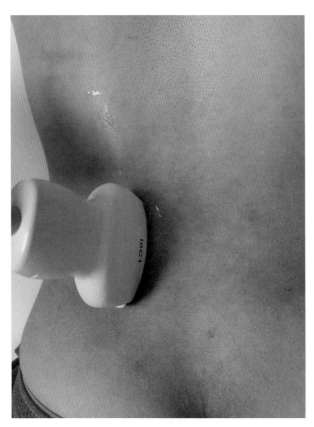

图6-11　腰丛长轴的体表定位

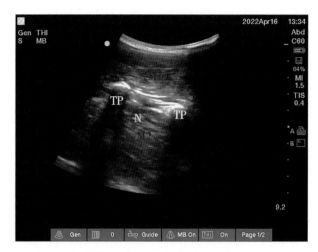

TP. 横突；M1. 竖脊肌；M2. 腰大肌；N. 腰丛。

图 6-12　腰丛神经阻滞（长轴）

 临床应用

腰丛神经阻滞可用于：①单侧下肢手术麻醉；②腰丛的神经干性腰腿痛；③下肢痛伴运动神经功能障碍的鉴别诊断等。

第四节　骶管硬膜外神经阻滞

骶管神经阻滞可用于泌尿、生殖系统以及肛门直肠的手术。传统的骶管神经阻滞主要依靠体表标志定位，通过穿刺的落空感和负压试验来判断进入硬膜外隙，有些人骶角不易触摸，利用传统方式对这些患者行骶管神经阻滞较为困难。2004 年，超声辅助骶管神经阻滞由 Chen C P 等最早报道，研究显示超声能协助定位骶管裂孔并测量其大小以指导穿刺针的置入，超声下利用彩色多普勒可观察到注射后硬脊膜外局部麻醉药的扩散。成人由于骶骨的遮挡会给骶管的成像带来困难，难以观察局部麻醉药在骶管内的情况，但小儿由于骨化不全比较容易观察到局部麻醉药的扩散。

 局部解剖

骶管是椎管的延续，终止于骶管裂孔，骶管裂孔由骶尾韧带覆盖。硬膜外隙从枕骨大孔一直延续到骶管裂孔，穿破骶尾背侧韧带可到达骶尾部的硬膜外隙。骶尾背侧韧带分为骶尾背侧韧带浅部和骶尾背侧韧带深部。骶尾背侧韧带浅部起自于骶管裂孔的内侧缘，覆盖尾骨背侧面，是覆盖骶管裂孔的主要韧带，解剖上相当于黄韧带。骶尾背侧韧带深部是后纵韧带的延续部分，起自骶管内，向后覆盖尾骨表面。小儿骶骨结构变异较多，骶管最狭窄处便是裂孔，可用超声来观察骶管裂孔是否开放。骶管裂孔为骶管的终点,成人骶管内硬膜外隙容量变异很大,可达 10～26 mL。研究发现,女性的骶尾韧带的厚度通常要比男性厚(平均值分别为 3.6 mm 和 2.5 mm),而女性骶管的容量通常小于男性(平均值分别为 13.2 mL 和 16.5 mL),正因为骶管容量变异很大,因此达到某一阻滞平面所需的局部麻醉药个体化差异也很大。

超声解剖

患者取侧卧位或俯卧位,和蛛网膜下腔阻滞不同,俯卧位时进行骶管神经阻滞相对容易。探头频率的选择取决于患者的体形,对于较瘦的成年人,可使用 5～10 MHz 的"曲棍球杆"探头,对于普通体型的患者,则使用标准线阵探头,对于体型较胖的患者,最好使用较低频率的曲阵探头。将探头置于脊柱中线上作轴位切面扫描(图6-13)和矢状位扫描。

在脊柱中线上作横断面成像,骶管裂孔是最容易观察到的,通过骶角连线的横轴切面上可见到两侧的高回声骶角,呈两个倒 U 形强回声结构。骶角之间的两条平行的高回声带状结构是骶尾韧带和骶骨,浅部的亮带为骶尾韧带,深部的亮带为骶骨骨质,骶管裂孔则位于该两条强回声带之间(图6-14)。骶尾韧带在超声下为 1～2 层结构,与骶管的骨骼相比,回声要低一些。操作时超声探头最好紧贴皮肤以增强回声,由于骶尾韧带存在各向异性,因此很难观察到其整个长度。

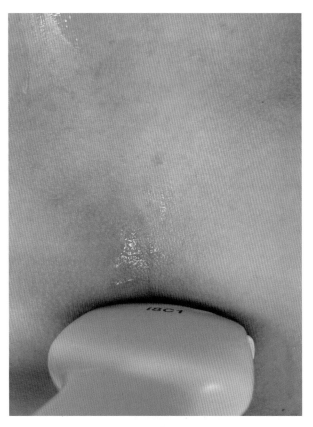

图 6-13 骶管硬膜外横切的体表定位

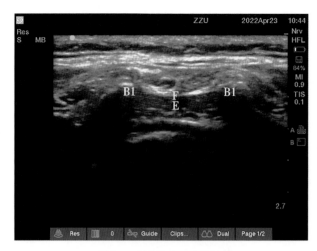

B1. 骶角；E. 硬膜外隙；F. 骶尾韧带。

图 6-14　骶管硬膜外神经阻滞

从纵切面上观察（图 6-15），骶部硬膜外隙呈低回声并在骶尾韧带下方逐渐变窄，关键是辨认骶正中嵴和连接骶骨与尾骨的后侧骶尾韧带，向侧方平行移动探头可显示骶角（图 6-16）。由于新生儿和婴儿的尾骨含有软骨，超声上呈低回声，横断面上尾骨的形状是椭圆形，矢状面上尾骨是直或略带弧形。

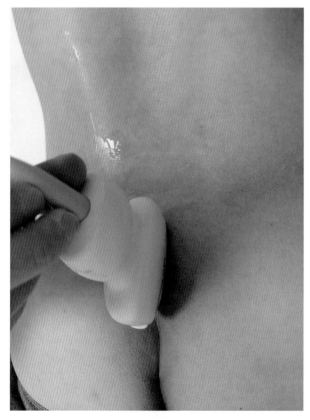

图 6-15　骶管硬膜外纵切的体表定位

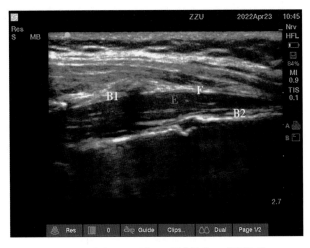

B1.骶后正中嵴;B2.尾骨;E.硬膜外隙;F.骶尾韧带。

图6-16　骶管硬膜外神经阻滞

操作中鉴别骶尾韧带很重要,因为它是骶管神经阻滞的穿刺点。在横轴切面上,骶角之间两条带状结构是重要的解剖标志。正中线上突起的为骶正中嵴,关键是找到最低位的骶正中嵴(建议首先在横切面上观察,然后用纵切面观察),在骶管成像最清晰处进针。

临床应用

骶管硬膜外麻醉适用于直肠、肛门和会阴等部位的手术和检查,也可用于分娩镇痛,为临床手术和检查提供条件。

第七章

下肢神经阻滞的应用解剖

第一节 股外侧皮神经阻滞

超声定位股外侧皮神经阻滞最初在 2007 年由 Hurdle M F 报道。当需要麻醉大腿外侧时,可选用股外侧皮神经阻滞。

局部解剖

股外侧皮神经是腰丛的分支,起自第 2~3 腰神经根,穿出椎间孔后加入腰丛,于腰大肌外侧缘穿出,斜向外下方,经髂肌前面,在髂前上棘内侧穿腹股沟韧带深面至股部,继穿缝匠肌或在该肌前、后面分为前、后两支(图 2-46、图 2-48)。股外侧皮神经在髂前上棘下方 5~6 cm 处穿出深筋膜并分成前、后两支分布于大腿前外侧皮肤,前支在髂前上棘下 10 cm 处穿阔筋膜下降,分布于大腿前外侧(至膝关节)的皮肤,其终支可与股神经的前皮支及隐神经的髌下支形成髌神经丛;后支在前支的稍上方穿出阔筋膜,分支分布于大腿外侧部的皮肤。股外侧皮神经穿过缝匠肌中部和腹股沟韧带远端时,通常位于髂前上棘的内侧 2 cm 并向下 5 cm 处,超声图像显示:股外侧皮神经在髂筋膜下呈线条状,如果图像上股外侧皮神经位于股动脉和股神经外侧,可看到其位于髂筋膜深部或髂筋膜和阔筋膜之间。

股外侧皮神经的解剖变异较多,文献报道其穿出骨盆后最多可有 4 支分支。神经与髂前上棘的距离也有很大变异,甚至越过髂嵴而管理大腿外侧皮肤。有时股外侧皮神经并不是在缝匠肌表面越过,而是穿过缝匠肌,其发生率为 3%~22%。股外侧皮神经穿出阔筋膜进入皮下后便分成很多分支;据报道,还有约 7% 的人股外侧皮神经缺如,其支配区域被髂腹股沟神经或股神经代替。

超声解剖

患者取仰卧位,选用高频探头 6~13 MHz,置于髂前上棘下方作轴位或斜轴位扫描。利用高频超声探头可以在大腿上段,缝匠肌表面找到股外侧皮神经。该神经在缝匠肌表面自内向外走行。在髂前上棘内下方,神经和肌肉成像效果最佳(图7-1)。超声下查找股外侧皮神经时,可沿神经走行方向来回平行移动探头,利用短轴切面观察该神经的定位是否正确。股外侧皮神经在缝匠肌表面时比较容易观察,因为骨骼肌的低回声为股外侧皮神经的高回声提供了良好的对照(图7-2)。由于股外侧皮神经比较细小,通常直径在1~3 mm之间,如果皮下组织回声过高,或者超声探头增益设置不当,很难观察到神经所在的位置。

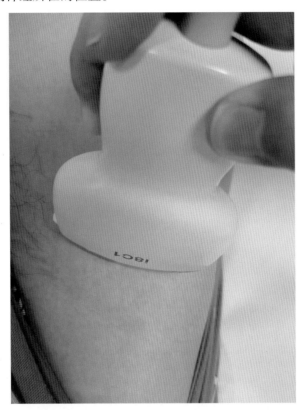

图7-1 股外侧皮神经(左侧)的体表定位

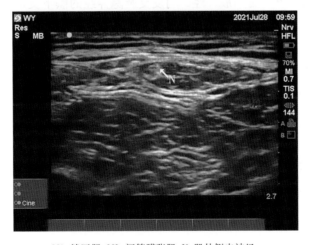

M1.缝匠肌;M2.阔筋膜张肌;N.股外侧皮神经。

图7-2 股外侧皮神经阻滞

临床应用

股外侧皮神经阻滞可单独或与其他下肢神经阻滞联合,用于下肢手术麻醉或术后镇痛,尤其适合大腿外侧取皮术,或切口在大腿外侧的手术。通常联合股神经阻滞,或作为"三合一"阻滞大腿外侧阻滞不全的补救措施。因为该方法只是阻滞皮神经,尤其适合术后下肢需要负重或行走的患者(脚踝神经阻滞和隐神经阻滞主要是感觉神经阻滞)。股外侧皮神经阻滞可用于鉴别和治疗感觉异常性股痛。感觉异常性股痛通常是股外侧皮神经损伤或压迫引起,影像学检查证实感觉异常性股痛患者股外侧皮神经呈纺锤形肿胀,或失去纤维间隔,甚至充血。Tumber P S 等报道了超声定位股外侧皮神经阻滞用于感觉异常性股痛。

第二节 股神经阻滞

股神经阻滞操作相对比较简单,并发症较少,成功率较高,被认为是麻醉医师的一项基本技术。

局部解剖

股神经是腰丛最大的分支,由第 2 ~ 4 腰神经根组成,在腰大肌与髂肌之间下行,有时穿行于腰大肌内,在腹股沟韧带下方股动脉的外侧髂筋膜的深部进入股部(图 2-49)。该神经横截面为平坦状或三角形,前后径约为 3 mm,左右径为 10 mm。股神经分出许多分支,支配股四头肌、缝匠肌和耻骨肌(图 2-50)。感觉纤维发出大腿前侧皮神经、髌骨下神经和隐神经 3 支,分别分布于大腿前侧、髌骨内侧、小腿和足内侧皮肤。股神经一般位于股动脉外侧,有 15% 的患者股神经紧邻股动脉或位于股动脉下方。

超声解剖

患者取仰卧位或半卧位,暴露腹股沟,选用 5 ~ 8 MHz 曲阵探头和 7 ~ 12 MHz 线阵探头,置于腹股沟韧带,股动脉波动点上方,作轴位切面扫描(图 7-3)。股神经被强回声的皮下组织和筋膜覆盖,位于低回声的髂腰肌浅面,呈外高内低倾斜状,因此股神经的外侧更接近皮肤(图 7-4)。由于强回声的筋膜和低回声的骨骼肌之间形成的反射界面,使股神经的内部结构难以分辨,一般在腹股沟近侧端,股神经和股动脉发出的分支前最清晰。股神经在超声下的成像受超声束入射角度影响很大,具有明显的各向异性特征。超声定位下股神经阻滞位点可以更靠近近侧端,可增加局部麻醉药向近侧端的扩散,从而实现更完善的神经阻滞。

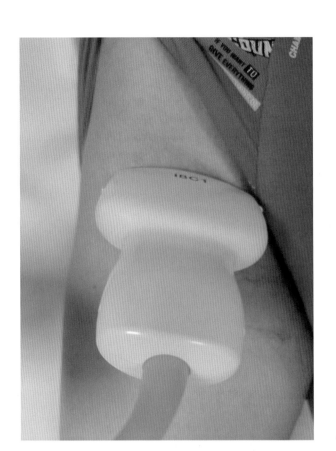

图 7-3　股神经的体表定位

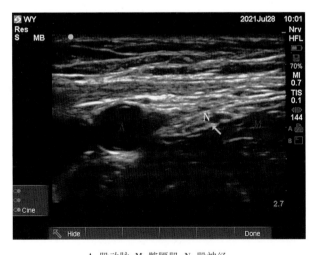

A. 股动脉；M. 髂腰肌；N. 股神经。

图 7-4　股神经阻滞

临床应用

单独使用股神经阻滞可用于大腿前侧的手术,或股骨和膝关节术后的镇痛。股神经联合坐骨神经阻滞可用于整个下肢的手术,包括膝、腿、脚或隐静脉横断的手术。

第三节 隐神经阻滞

隐神经阻滞有很多不同的方法,引导技术如感觉神经刺激、运动神经刺激(邻近股动脉分支),或仅靠表面标志定位。穿刺径路包括股神经周围、髁部、髌下/皮下、踝中部/皮内、缝匠肌下等。使用超声可以在大腿不同水平观察隐神经,但因为隐神经很细,有时定位比较困难,因而主要靠找到其周围的解剖结构来确定神经位置。

 局部解剖

隐神经是股神经后支的分支。股神经位于股动脉外则向下走行,最先分出大腿前侧皮神经,然后发出分支分别支配缝匠肌、股四头肌和耻骨肌。其最长的感觉神经分支即隐神经,隐神经与股动、静脉伴行向下走行。在大腿中上 1/3 交界处,隐神经位于缝匠肌下,长收肌和股内侧肌之间,到大腿中下 1/3 交界处,进入收肌管(收肌管由长收肌、股内侧肌、大收肌和前内侧肌间隔共同形成),隐神经转到股动、静脉前方。隐神经及伴行股动、静脉是前内侧肌间隔的构成部分之一。前内侧肌间隔又称为股内侧肌-内收肌筋膜或缝匠肌下筋膜,是连接大收肌下内侧缘与股内侧肌之间的一层结缔组织,其构成了收肌管下半部的底面。

在大腿下段、膝关节内上方,隐神经通常(62%)与膝降动脉一起通过前内侧肌间隔穿出收肌管,之后分出支配大腿内侧皮肤的分支和髌下神经。而股动、静脉则向后穿过收肌腱裂孔进入腘窝,成为腘动、静脉,收肌腱裂孔是股动脉、股静脉和腘动脉、腘静脉的分界线。该处隐神经位于缝匠肌下方,靠近股内侧肌。到膝关节下胫骨粗隆水平,隐神经与大隐静脉伴行一直到内踝上方,因此在内踝上也可实施静脉旁隐神经阻滞。

 超声解剖

患者取仰卧位,大腿外旋,探头选用 6 ~ 10 MHz 曲阵探头,置于大腿中段内侧作轴位扫描(图 7-5、图 7-6)。大腿中段可依靠隐神经与股动脉、股静脉并行的特点来定位(图 7-7)。当股神经在腹股沟褶分支后,隐神经同股动脉伴行向下,位于缝匠肌深面,股内侧肌和长收肌之间,在大腿中下 1/3 交界处内侧面,隐神经、股动脉、股静脉一起进入收肌管上口。可以在隐神经进入收肌管前阻滞隐神经。

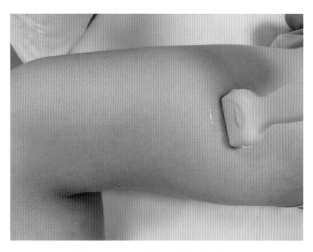

图7-5 隐神经(短轴)的体表定位

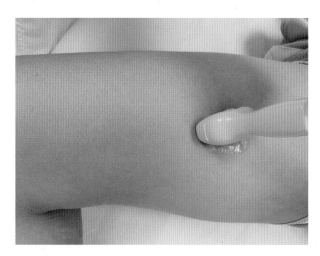

图7-6 隐神经(长轴)的体表定位

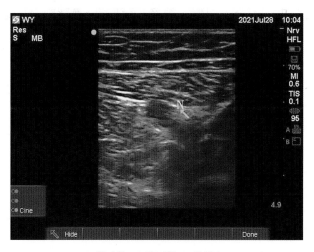

A.股动脉;M.缝匠肌;N.隐神经。

图7-7 隐神经阻滞

在收肌管远端，隐神经穿过股内侧肌-内收肌筋膜，该筋膜平面位于缝匠肌深面，股内侧肌附近。隐神经在此处由结缔组织包绕并与小动脉和静脉并行，利用彩色多普勒可鉴别。动脉、静脉和神经在该平面内呈串珠状，称为缝匠肌下丛。由于神经和血管较小，需要高分辨率探头才能辨别，如果不能分辨隐神经，将局部麻醉药注入收肌管可以阻滞隐神经。缝匠肌浅面有时可观察到隐静脉，可作为定位标志。

可以利用小腿大隐静脉作为定位标志，实施隐静脉旁入路的隐神经阻滞。在小腿远侧端内踝内侧近端或在小腿中部，找到小腿上的大隐静脉，追踪到胫骨粗隆水平或膝关节内侧髁下方，在大隐静脉周围注射局部麻醉药可产生隐神经阻滞效果，有时大隐静脉旁的隐神经可清晰成像。在大腿远端扎止血带可使大隐静脉变粗。即使肥胖的患者，大隐静脉在踝部的深度通常也不超过 1 cm，在近侧端，隐神经的深度约 2 cm。

✳ 临床应用

隐神经阻滞应用于腿和足内侧不同条带状区域的阻滞。隐神经阻滞可用于足部或踝部手术麻醉或术后镇痛，包括小腿中部手术、取皮术等。当足、踝部手术涉及内侧时，隐神经阻滞是对坐骨神经阻滞的最佳补充。

第四节 闭孔神经阻滞

1993 作 Wassef 等报道了内收肌群内闭孔神经阻滞技术，该技术与目前采用的超声定位闭孔神经阻滞入路相似。2007 年 Soong J 等描述了超声下闭孔神经影像学特点。同年 Helayel E 等首次报道了超声定位下选择性低位闭孔神经阻滞。2009 年 Akkaya T 等报道了超声定位高位闭孔神经阻滞技术。

✳ 局部解剖

闭孔神经由第 2~4 腰神经根发出，既有运动神经成分，又有感觉神经成分。闭孔神经自腰大肌内侧缘穿出，沿骨盆侧壁，在髂内动脉与输尿管外侧，于闭孔血管上方，穿闭膜管至股部，在闭膜管内分为前支和后支（图 2-49、图 2-51）。①前支（浅支）：于闭孔外肌的前方下降，行于短收肌（深层）与耻骨肌、长收肌（浅层）之间，在闭孔处发关节支至髋关节；肌支至股薄肌、长收肌、短收肌。皮支粗细不定，在股中部经股薄肌与长收肌之间穿至浅层，管理股内侧下 2/3 的皮肤。②后支（深支）：穿闭孔外肌上部，在短收肌后方下降，发出肌支至闭孔外肌、大收肌和短收肌（图 2-53）；关节支发出细长的膝关节支穿大收肌的下部向后行至腘窝，分布于膝关节囊、交叉韧带及附近结构。约 8.7% 的人自腰丛分出一支副闭孔神经，副闭孔神经沿腰大肌内侧缘下降，跨过耻骨上支，在耻骨肌深面分为 3 支：一支进入耻骨肌，一支为关节支，另一支与闭孔神经前支连接。

超声解剖

患者取仰卧位,大腿轻度外展外旋,膝关节和髋关节轻度屈曲,选用 10~13 MHz 线性探头,肥胖者选用 6~10 MHz 曲阵探头,置于股动脉内侧平行于腹股沟褶,作轴位切面扫描(图 7-8)。

股神经血管束及股静脉内侧的耻骨肌是重要的表面标志。耻骨肌内侧,由浅到深可看到长收肌、短收肌、大收肌的平面。在超声上呈筋膜强回声,筋膜内的椭圆结构呈低回声即闭孔神经。在长收肌和短收肌之间可看到闭孔神经前支,在短收肌和大收肌之间可看到闭孔神经后支(图 7-9)。

闭孔神经前支和后支在短收肌内侧缘比较靠近,随着内收肌间筋膜将肌肉隔开,闭孔神经也被分割为前、后两支。在短收肌内侧,闭孔神经的前、后两支看似汇聚在一起,实际上前、后两支间有 75%~80% 的个体被闭孔外肌分割,因此建议采用多点注射技术分别阻滞前、后支。

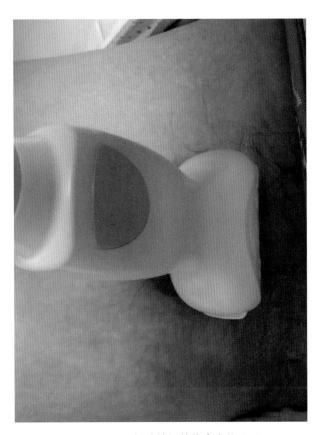

图 7-8　闭孔神经的体表定位

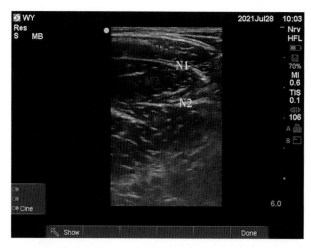

M1.长收肌；M2.短收肌；M3.大收肌；N1.闭孔神经前支；
N2.闭孔神经后支。

图7-9　闭孔神经阻滞

临床应用

　　腰丛或股神经三合一阻滞时,闭孔神经阻滞不全的发生率较高,闭孔神经阻滞常作为下肢阻滞不全的一种补救措施。闭孔神经阻滞应用于防止经尿道侧壁膀胱肿瘤电切术中电刺激导致的内收肌群收缩,以及膝部手术镇痛不全的补救措施。闭孔神经阻滞还可治疗内收肌群痉挛、闭孔神经痛或髋关节痛。

第五节　髂筋膜间隙神经阻滞

　　髂筋膜间隙神经阻滞(fascia iliaca compartment block,FICB)最早由 Dalens 等提出,主要依靠局部麻醉药在髂筋膜间隙内扩散到股神经、股外侧皮神经、闭孔神经从而实现其支配区域的镇痛。

局部解剖

　　髂筋膜间隙前方是髂筋膜,后方为骨盆和髂肌。髂筋膜起自髂嵴的上外侧,向内与腰大肌筋膜结合,浅层被阔筋膜覆盖;在腹股沟区与缝匠肌筋膜相连,内侧与耻骨肌筋膜相连。髂筋膜位于股鞘的后方,股静脉和股动脉并未在此间隙内。腰丛发出4条主要神经:股神经、股外侧皮神经,闭孔神经和生殖股神经,在髂筋膜深面走行,均位于髂筋膜间隙内。

✳ **超声解剖**

经典入路(腹股沟韧带下入路 FICB):是将探头平行放置于腹股沟韧带下方的腹股沟皱褶处,查看内侧的股动脉,股动脉外侧的髂肌、缝匠肌,采用平面内技术,从探头外侧进针,在缝匠肌和髂肌交界处穿透髂筋膜。经典入路的 FICB 是在腹股沟韧带下方注射药物,从解剖特点出发,平卧位时腹股沟韧带位置相对较高,股外侧皮神经在腹股沟韧带上方走行于髂筋膜下方,经过腹股沟韧带后穿髂筋膜走行于阔筋膜下方。因此,经典入路的 FICB 药液必须尽量向头端扩散,越过腹股沟韧带才能阻滞走行在髂筋膜下的股外侧皮神经。经典入路的 FICB 经常会出现股外侧皮神经阻滞不全。

近年来,国内外学者提出了几种新的改良方法,包括"山坡征""领结征"等。

1."山坡征" Bullock 等介绍了一种腹股沟韧带上 FICB 入路,用于全髋关节置换术镇痛。具体操作方法为:病人仰卧,触诊并定位患侧髂前上棘,超声探头外侧端放在髂前上棘,内侧端转向病人肚脐(图7-10)。超声下解剖结构从浅到深依次为皮下脂肪、腹外斜肌(或腹外斜肌腱膜)、腹内斜肌、腹横肌、髂肌、髂骨。髂前上棘深面斜向内侧的高亮回声为髂骨,髂骨表面的低回声阴影是髂肌,髂筋膜就覆盖在髂肌之上(图7-11)。在此平面外进针注射局部麻醉药可以持续麻醉股外侧皮神经(LFCN)和大腿前面皮神经分支。"山坡征"腹股沟韧带上 FICB 技术较新,超声图像也较容易识别,因是平面外技术进针,且进针路径靠近旋髂深动脉及其周围的髂腹下神经、髂腹股沟神经,所以有可能损伤旋髂深动脉和周围神经。国内有学者针对该入路的弊端做出改良,即超声探头外侧端向足侧移动 5 mm 左右,避开髂前上棘,这样就可以采用平面内技术从病人髂前上棘侧进针,降低了操作难度,临床效果也可得到保证。

2."领结征" Desmet 等运用了"领结征"识别髂筋膜,矢状位跨腹股沟韧带放置探头(图7-12),获得髂前上棘图像,向内侧滑动探头查找腹内斜肌、缝匠肌、髂腰肌和髂筋膜(图7-13),"领结征"同样由腹内斜肌和缝匠肌构成,平面内向头侧(腹内斜肌)进针,穿透髂筋膜注射局部麻醉药分离髂筋膜和髂肌,由于旋髂深动脉位于髂筋膜浅层,注射局部麻醉药后该动脉向上移动,可当作成功穿透髂筋膜的标志。"领结征"类似于"沙漏征",但在进针深度和方向上又进行了调整,穿刺针放置在皮下 1～2 cm 的位置,并且更加垂直于髂筋膜平面,这种方法会导致局部麻醉药更向头端沉积,而局部麻醉药的头侧扩散被认为是阻滞成功的重要因素。

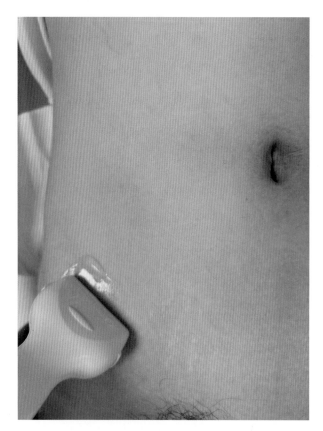

图 7-10　髂筋膜间隙神经［腹股沟近侧端（山坡征）］的体表定位

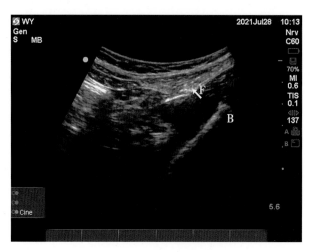

M. 髂肌；F. 髂筋膜；B. 髂骨。

图 7-11　髂筋膜间隙神经阻滞［腹股沟近侧端（山坡征）］

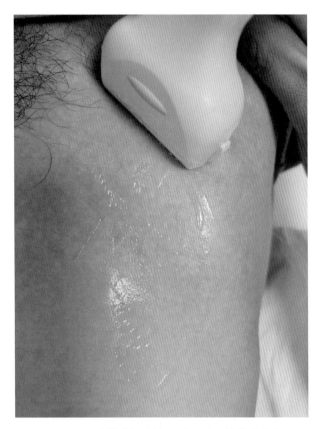

图 7-12 髂筋膜间隙神经(领结征)的体表定位

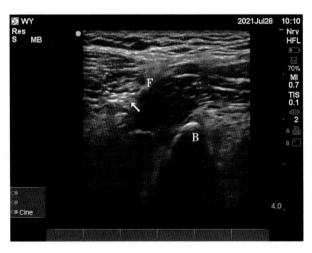

M1. 髂肌；M2. 腹壁肌肉；F. 髂筋膜；B. 髂前上棘。

图 7-13 髂筋膜间隙神经阻滞[腹股沟近端(领结征)]

临床应用

髂筋膜间隙神经阻滞的范围有赖于局部麻醉药扩散的程度和被阻滞的神经。股神经阻滞导致大腿前内侧阻滞以及小腿和足内侧的皮肤感觉阻滞。股神经阻滞也会阻滞到髋关节和膝关节的关节支。髂筋膜间隙神经阻滞适用于大腿前部和膝关节手术，尤其是髋关节、膝关节的术后镇痛。

第六节　髋关节囊周围神经阻滞

近年来区域神经阻滞在围术期镇痛中发挥着重要作用，尤其是以老年患者为主的髋部骨折。尽管腰丛神经阻滞、髂筋膜间隙神经阻滞、"三合一"神经阻滞、股神经阻滞等能为该类患者提供有效镇痛，但仍有阻滞不全、下肢肌力减退等局限性。2018 年由 Giron-Arango 等首次报道针对髋关节囊前部感觉神经的髋关节囊周围神经（PENG）阻滞，既能为髋部骨折提供有效镇痛，又不影响股四头肌肌力，使下肢运动功能得到极大保留，有效降低围术期并发症，利于患者早期康复。

局部解剖

髋部神经支配和感受器分布较为复杂，髋关节囊前部主要由股神经、闭孔神经和副闭孔神经的关节分支，关节囊后部受骶丛的臀上神经、臀下神经以及骶丛直接发出至股方肌的神经分支共同支配。另外，髋关节囊前部和髋臼上部是感受伤害性神经支配最密集的区域，且髋关节前部的感受器密度明显高于后部。因此，髋部镇痛的核心在髋关节囊前部，而股神经、闭孔神经和副闭孔神经是阻滞的关键。

超声解剖

在超声下可辨识髂前上棘、髂前下棘、耻骨上支和髂耻隆起等高回声影像，这些骨性标志与腹股沟韧带共同围成一个潜在腔隙，并以髂耻筋膜为界，外侧有髂腰肌通过的肌腔隙和血管腔隙，后者内有股动脉、股静脉及股神经通过。在髂前下棘和髂耻隆起之间有一浅沟，髂腰肌肌腱在此沟上方通过，PENG 阻滞的位置在肌腔隙的浅沟附近。

目前，临床上有两种穿刺入路，患者取仰卧位：①将探头与腹股沟韧带平行，斜向腹股沟上方利于股骨头成像，向头端缓慢移动直到能看到连续的高回声（骨性结构）和耻骨浅面的低回声，即耻骨肌、髂腰肌、股动脉、股静脉等影像（图 7-14）；将探头横向置于髂前下棘水平，逐步向内平移并旋转30°~45°，使其与耻骨上支对齐，以获取髂耻切迹和椭圆形髂腰肌肌腱影像（图 7-15）。采用平面内方式进针，当穿刺针经髂腰肌由外向内抵达髂腰肌肌腱和耻骨之间的筋膜平面时，回抽无血即可分次注射药物。②将超声探头平行于腹股沟皱褶且一端置于髂前上棘上，逐步向尾端平移到髂前下棘，再稍向内偏转探头到能清晰显示耻骨的连续高回声影像。仔细辨认耻骨上方的髂腰肌肌腱，将髂前下棘内侧的耻骨呈现在图像中央,采用平面外穿刺技术边给药边观察药液在髂腰肌肌腱下的扩散情况。若注药阻力过大,需稍向外退针;若肌内注射,则需进一步进针。

PENG 阻滞对穿刺体位要求不高,操作难度不大,易于学习和掌握,成功的关键在于正确把握注射药物的位置和能准确识别由髂前下棘、髂耻隆起形成的"两峰一沟"及其上方的髂腰肌肌腱。

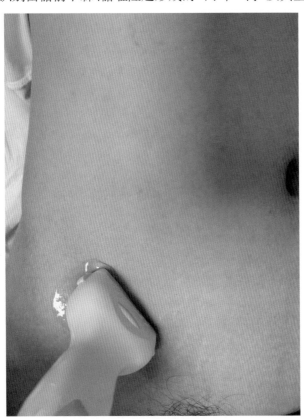

图 7-14　髋关节囊周围神经(PENG)的体表定位

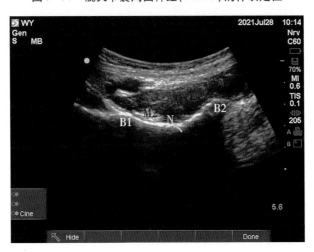

M1. 髂肌;M2. 腰大肌肌腱;B1. 髂耻隆起;B2. 髂前下棘;

N. 髋关节囊周围神经丛。

图 7-15　髋关节囊周围神经阻滞(PENG 阻滞)

临床应用

髋部镇痛是 PENG 阻滞的最主要适应证,也是临床研究报道最多的类型,尤其是股骨头或股骨颈的骨折,在下肢手术如胫腓骨骨折手术中及下肢静脉曲张结扎剥脱术时缓解止血带的不适和切口疼痛。此外该技术还被报道用于髋关节镜检查、骨关节炎射频消融、下肢截肢、镰状细胞病血管闭塞性危象、急诊科骨盆骨折镇痛等。与股神经阻滞和髂筋膜间隙神经阻滞比较,PENG 阻滞具有潜在的优势和广阔的发展前景,能提供良好镇痛的同时,还可以保留患肢运动功能,减少局部麻醉药物和阿片类药物的用量及相关不良反应,促进患者早期活动和功能锻炼,适用于高龄、高危患者的围术期镇痛和快速康复。

 第七节　骶丛神经阻滞

骶丛神经阻滞作为临床常用的神经阻滞技术之一,其历史悠久,早在 20 世纪 20 年代就有骶丛神经阻滞的相关报道。但是骶丛神经阻滞的盲探技术成功率较低,不适用解剖畸形和变异的患者。BenAri 等使用超声在骶骨旁成功定位骶丛神经,证实了超声引导下骶丛神经阻滞的可行性。超声技术的应用增加了骶丛神经阻滞的安全性和便利性,且无辐射风险,对椎管内有麻醉禁忌、全身麻醉插管高风险又需要行髋部、膝部等下肢手术的患者,联合超声引导下的腰丛神经阻滞,可完全满足手术需求,且术后镇痛时间长,有利于患者的快速康复。

局部解剖

骶丛由所有骶神经、尾神经前支和腰骶干组成。腰骶干是由第 4 腰神经前支的部分纤维和第 5 腰神经的前支组成。骶丛位于盆腔后壁,梨状肌的前面,盆筋膜及髂内动脉分支的后方,骶丛前方有输尿管经过,左侧骶丛前面有乙状结肠,右侧骶丛前面可与回肠下段为邻。在盆腔,骶丛整体上呈三角形结构,顶点向坐骨大孔下部,基底部位于骶前孔连线。骶丛的主要分支有臀上神经、臀下神经、阴部神经、股后皮神经、坐骨神经。骶丛的分支可由丛的前股、后股或前后股混合发出,可分为皮支、肌支和内脏支,主要分布在盆壁、臀部、会阴、股后部、小腿和足部等的肌肉及皮肤。

超声解剖

骶旁入路骶丛神经阻滞技术最先由 Mansour 提出,采用超声引导定位技术可取得较好的阻滞效果。辅助使用神经刺激器可能会提高骶丛神经阻滞的成功率,有报道显示坐骨神经及其分支的阻滞成功率可达 100% 。BenAri 等应用超声在坐骨和骶骨间的坐骨大孔处成功定位骶丛神经,提高了骶丛神经的阻滞效果并减少穿刺并发症。相对于外侧入路骶丛阻滞技术,该入路操作简单。因骶骨等参考标志易探寻,骶丛神经易鉴别且距离皮肤位置相对表浅,进针空间较大,是骶丛神经阻滞常见的入路。

骶旁入路的骶丛神经超声定位及阻滞技术操作:患者取侧卧位,需阻滞侧肢体向上,轻度前倾,髋膝关节略屈曲。也可取俯卧位,双下肢自然伸直,充分暴露患者臀部。多选用低频凸阵探头,穿刺前适当镇静、镇痛。标记坐骨结节和髂后上棘并画一连线。将探头横放在髂后上棘位置,与脊柱垂直(图 7-16)。超声下显示斜坡状的骶髂关节影像。在连线上向尾侧移动探头,直到骶髂关节消失,超声下可显示外侧的髂骨和内侧的骶骨声像,髂骨和骶骨之间的空隙即为坐骨大孔,浅层是臀大肌和三角形的梨状肌,梨状肌的深层、坐骨大孔处可显示高回声的骶丛神经声像(图 7-17)。在此水平探头内侧端向头侧旋转、外侧端向足侧旋转 60°,可获得骶丛神经长轴声像,超声下骶丛神经呈条索状位于坐骨的浅层、臀大肌和梨状肌的深层。采用平面内进针技术,局部浸润麻醉后,穿刺针由探头的外侧端或内侧端刺入皮肤,向骶丛神经缓缓推进,针尖穿过臀大肌和梨状肌靠近骶丛神经,回抽无血即可注射局部麻醉药,超声下可见药物在梨状肌深部扩散。

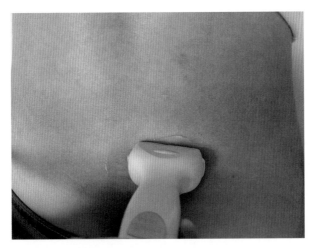

图 7-16 骶丛神经的体表定位

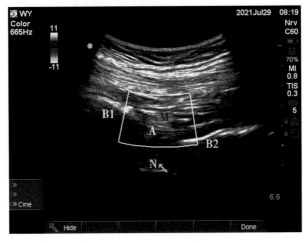

B1.骶骨;B2.髂骨;M.梨状肌;A.臀上动脉;N.骶丛神经。

图 7-17 骶丛神经阻滞

临床应用

骶丛神经阻滞应用广泛而有效，主要应用于下肢和臀部手术麻醉和镇痛的重要技术，超声的应用可提高骶丛神经阻滞的成功率，降低穿刺风险和并发症。目前文献显示，超声引导骶旁、外侧入路骶丛神经阻滞和腰骶干阻滞均能达到有效的下肢镇痛效果，其技术操作的方法各有优势。

第八节 阴部神经阻滞

局部解剖

阴部神经来源于骶丛，由第 2 ~ 4 骶神经前支组成。阴部神经包含大量感觉神经、运动神经和自主神经纤维，在臀下神经的下方，从梨状肌下孔离开骨盆，伴行于阴部内动脉的内侧，绕坐骨棘从坐骨小孔到坐骨肛门窝。阴部神经在会阴部穿行阴部管，阴部神经干在会阴部分为直肠下神经（肛神经）、会阴神经和阴茎（或阴蒂）背神经。直肠下神经主要支配肛周皮肤和肛门外括约肌，会阴神经支配会阴部肌肉、会阴皮肤和大阴唇（或阴囊）的感觉神经。阴茎（或阴蒂）背神经支是感觉神经终支，主要支配阴蒂或阴茎皮肤。

超声解剖

超声后路阻滞——坐骨棘水平阴部神经阻滞，患者取俯卧位，将低频凸阵超声探头横断查探坐骨，由头端向尾端移动超声探头，坐骨表现为逐渐延长的高回声线影，在坐骨棘水平处最宽（图 7–18）。骶棘韧带与坐骨棘呈连续的高回声线影，骶结节韧带作为臀大肌深部的一条轻度高回声线影，平行于骶棘韧带。多普勒显示阴部内动脉靠近坐骨棘。从超声探头内侧进针并穿刺到阴部内动脉的内侧，出现落空感后注射少量液体作为水分离增强显像，以确定注射位置。

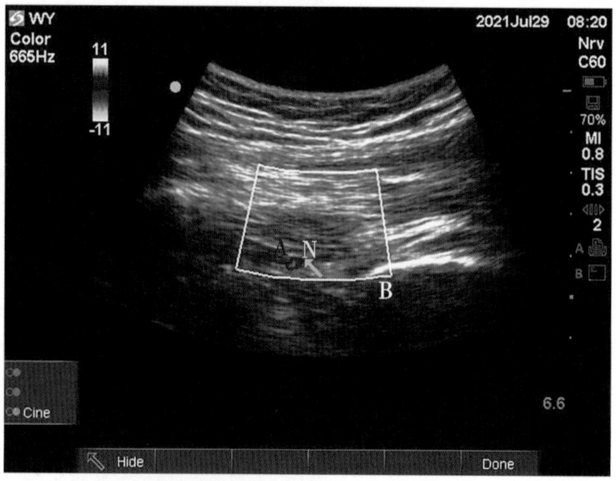

A. 阴部动脉；N. 阴部神经；B. 坐骨棘。

图 7–18 阴部神经阻滞（坐骨棘水平）

临床应用

阴部神经阻滞目前主要应用于产科分娩镇痛,妇科手术镇痛,痔疮手术镇痛,包皮、包茎和尿道下裂手术,前列腺癌活检等。阴部神经阻滞为局部神经阻滞,对全身影响小,并发症少,辅助神经阻滞仪和超声引导后的效果更加确切。

第九节 坐骨神经阻滞(臀下间隙入路)

臀下间隙入路坐骨神经阻滞是由 Karmakar M K 等在 2007 年首次报道,该入路将局部麻醉药注射到臀大肌深面,股方肌浅面、坐骨结节和股骨大转子之间的间隙内。

 局部解剖

坐骨神经是全身最粗大、最长的神经,起始段最宽可达 2 cm,经梨状肌下孔出盆腔后,位于臀大肌深面,在坐骨结节与大转子之间的中点下降(图 2-59)。坐骨神经在梨状肌和上孖肌之间进入梨状肌之下的臀下间隙,此处解剖结构从头端到足端的顺序依次为上孖肌、闭孔内肌腱、下孖肌和股方肌背侧。在通过臀下间隙后,坐骨神经进入大腿后肌群。臀下间隙外侧为股骨大转子,内侧为坐骨结节,表面覆盖有臀大肌,深部为股方肌。屈髋时坐骨神经位于坐骨结节和股骨大转子之间的中点。臀下间隙内重要的结构包括股后皮神经、臀下血管和神经,在坐骨神经内侧可见臀下动脉。臀大肌覆盖坐骨神经上半部分,在靠近臀横纹处臀大肌下缘,坐骨神经的位置比较表浅,利用该标志可以找到坐骨神经。

 超声解剖

坐骨神经是体内最粗大的外周神经,直径可达 17 mm,股骨大转子和坐骨结节可作为寻找该神经的体表标志,在股骨大转子和坐骨结节之间做一连线,在连线中点作短轴切面扫描(图 7-19),可发现位于臀肌之下、股方肌之上的臀下间隙,臀下间隙的外侧边界比较清楚,呈楔形或纺锤形,尖端指向大转子。坐骨神经位于臀下间隙之中,多呈高回声卵圆形结构,直径为 1.5～2.0 cm,该处坐骨神经平均深度为 5 cm。臀下间隙的内侧边界不清,可能是半腱肌、半膜肌以及股二头肌附着于坐骨结节的缘故,股方肌消失时,神经呈圆形或椭圆形,位于大收肌的后面,在神经的偏外侧深部,可看到股骨弧形的影像(图 7-20)。

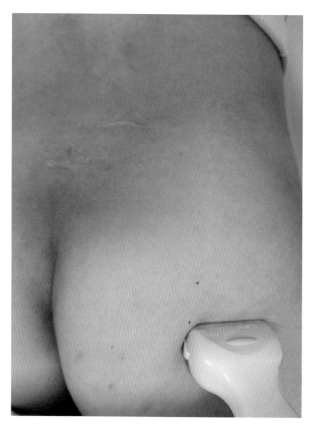

图 7-19 坐骨神经(臀下入路)的体表定位

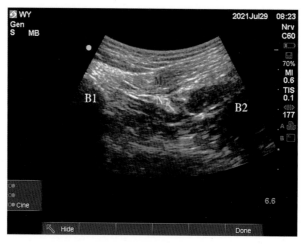

N. 坐骨神经;B1. 骶骨;B2. 股骨大转子;M. 臀大肌。

图 7-20 坐骨神经阻滞(臀下入路)

✳ 临床应用

与传统的坐骨神经阻滞前路、骶旁入路、经臀大肌入路、臀横纹下入路、大腿外侧入路、大腿近端入路或腘窝入路等比较,臀下间隙入路坐骨神经阻滞有清楚的体表标志和超声下解剖标志,股后皮神经的阻滞率也很高,是高位坐骨神经阻滞的良好入路。联合股神经或腰丛神经阻滞,臀下间隙入路坐骨神经阻滞可用于近端股骨、膝关节、小腿、踝部、足部手术。

第十节　坐骨神经阻滞(前路)

临床上坐骨神经阻滞广泛用于下肢手术、术后镇痛及疼痛治疗等。根据坐骨神经的解剖特点,后路坐骨神经阻滞的位置较为表浅,周围组织结构较为简单,因此临床中常用的坐骨神经阻滞入路是后路,但需要患者保持侧卧位;前路坐骨神经阻滞位置较深,患者在仰卧位状态下即可施行;因此,对于严重创伤、脊髓损伤等不便翻身的患者,前路坐骨神经阻滞具有不可替代的应用优势。Beck 在 1963 年首次提出使用股骨大转子作为体表定位标志进行前路坐骨神经阻滞。

✳ 局部解剖

坐骨神经是骶神经丛中最大的分支,经梨状肌下孔出骨盆,走行于臀大肌深面,股方肌浅面,经坐骨结节与股骨大转子之间入股后区,沿坐骨结节与股骨大转子之间的中线经股二头肌长头和大收肌之间下降,一般在腘窝上角处分为胫神经和腓总神经。根据其解剖特点,坐骨神经位于股骨内侧深面,走行于大收肌下方,股二头肌、半腱肌和半膜肌的浅面。股血管和神经在坐骨神经的内侧比较浅表处及缝匠肌的下方。

✳ 超声解剖

超声图像上,坐骨神经大体在小转子水平。患者取平卧位,使用低频凸阵探头(2~5 MHz),在股骨小转子水平,将探头横放于大腿前内侧,此时可显示大腿的三个肌筋膜室:前、内、后。浅表的缝匠肌下面是股动脉,股动脉内侧深部是股深动脉,股动脉和股深动脉都可以在彩色超声多普勒的帮助下识别。股中间肌下方的股骨为一边缘高回声伴声影的结构,易于识别。股骨内侧是大收肌,二者被股后肌群筋膜分开。在股中间肌和大收肌的间隙内,6~8 cm 深处,坐骨神经呈现为高回声、略扁椭圆形的结构(图7-21)。

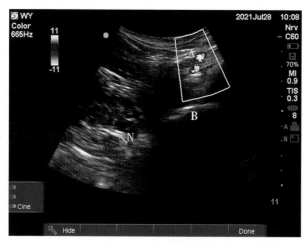

M1.大收肌;M2.臀大肌;N.坐骨神经;B.股骨;A.股动脉。

图 7-21　坐骨神经阻滞(前路)

✳ 临床应用

超声引导坐骨神经阻滞采用前路时(小转子水平),因为神经阻滞平面低,不能用于髋部手术。临床上常用于因疼痛、创伤、外固定装置干扰或者其他问题导致不能侧卧的患者及全膝关节置换术后患者的镇痛;坐骨神经前路阻滞的优点在于无须改变患者体位,患者可以取仰卧位,因此非常适合下肢有骨折的患者。坐骨神经阻滞采用前路,仅应用超声下引导技术,不需要通过触摸股动脉搏动或者利用几何结构来判断体表进针点;此外,超声引导技术与体表标志技术相比,可降低穿破股动脉的风险。

第十一节　坐骨神经阻滞(腘窝)

腘窝是所有坐骨神经阻滞中最远端的径路,是外周神经阻滞中最常用的方法之一。2003 年 Siles B D 等首次报道了超声定位用于 2 例糖尿病外周神经病变患者腘窝坐骨神经阻滞;2004 年 Minville V 等报道了 1 例外周血管病变患者,在神经刺激器定位失败后,利用超声定位成功实施了腘窝坐骨神经置管持续阻滞。

✳ 局部解剖

坐骨神经是人体内最粗大、最长的神经,起始段最宽可达 2 cm,起自第 4 腰神经到第 3 骶神经的前支。坐骨神经穿出骨盆后发出关节支支配髋关节,发出肌支支配大腿部肌肉,包括上下孖肌、股方肌、股二头肌、半腱肌、半膜肌、大收肌。坐骨神经出臀下间隙后,走行于臀大肌深面,半腱肌前外侧;到大腿中上段走行于股二头肌长头前内侧、半腱肌前外侧、大收肌后方;到大腿中下段走行于股二头肌和大收肌之间、半腱肌和半膜肌前侧;到腘窝上方走行于股二头肌和半膜肌之间、半腱肌前侧,此处股动、静脉穿过大收肌裂孔进入腘窝称为腘动、静脉;在腘窝横纹处,坐骨神经位于股二头肌腱和半膜肌之间,半腱肌肌腱前面,腘动、静脉位于坐骨神经深面。

坐骨神经一般在腘窝上方分为胫神经和腓总神经,其分叉位置在腘窝上方 50 ~ 120 mm 处,有的个体坐骨神经分叉位置很高,甚至自梨状肌处已经分开。出现高位坐骨神经分叉时,支配股二头肌短头的神经纤维来自腓总神经,而支配半腱肌、半膜肌和大收肌的神经纤维则发自胫神经。

胫神经在腘窝内垂直向下走行,在腘窝内发出运动神经纤维支配腓肠肌、腘肌、比目鱼肌和跖肌,发出关节支管理膝关节感觉,刺激胫神经引发上述肌肉收缩可引起足跖屈和内翻。在腘窝内,胫神经发出侧副支参与构成腓肠神经,在比目鱼肌下方靠近胫骨处,胫神经发出分支支配小腿肌后群深层,胫神经在内踝和跟骨结节之间与胫后动脉伴行,经内踝后方进入足底,发出足底内侧神经和足底外侧神经。腓总神经在腘窝内分出关节支、外侧皮支(腓肠外侧皮神经)和肌支。关节支中有两支分别与膝上、下动脉伴行,支配膝关节,第三支(返支)发自腓总神经分叉处,与胫前返动脉伴行向上,穿过胫骨前肌支配膝关节前面。皮支参与构成腓肠神经,支配小腿后面和外侧皮肤。腓总神经向外走行穿出腘窝,在股二头肌腱内侧、腓肠肌外侧越过腓骨颈分为腓浅神经和腓深神经。腓浅神经支配小腿外侧群肌,腓深神经支配小腿前群肌。

❋ 超声解剖

患者取侧卧位或仰卧位并抬高下肢,探头选用 10 ~ 13 MHz 高频线性探头,肥胖者选用低频探头,置于腘窝,横向作短轴位切面扫描。胫神经在腘窝横纹处成像最好,通常腘动脉位置最深,胫神经位置最表浅,腘静脉在两者之间。血管神经束在腘窝内以旁矢状面方式排列。腘动脉、腘静脉紧邻神经,是超声定位的重要解剖标志(图 7-22、图 7-23),为了使神经显像更清晰,一般需要用力下压探头,而这种操作可能压迫腘静脉,因此需要反复下压和松开探头来鉴别腘静脉。在腘窝内找到腘动脉和腘静脉,腘静脉侧面或上方通常可以看见胫神经。在胫神经外侧有股二头肌,胫神经内侧有半腱肌和半膜肌,找到胫神经后,将探头慢慢移向近端,并保持胫神经始终在影像中间,可发现胫神经在腘绳肌前面同腓总神经汇合,坐骨神经是腘窝内唯一具有分叉结构的组织(图 7-24)。腘窝内,可在胫神经的外侧观察到较小的腓总神经。在坐骨神经分叉以下,胫神经的直径约是腓总神经的 2 倍,所以腓总神经通常比胫神经难找。胫神经一般直行向下,而腓总神经则斜行向外走行。在腘窝下方,腓总神经位于股二头肌腱后方,与股二头肌腱一起向下走行。

从解剖上来讲,胫神经和腓总神经在大腿中段可能就已经分开,有些患者胫神经和腓总神经分叉位置很高(腘窝近端 18 cm 处),但由于两者通常并行,在超声上无法区分。直到腘窝内,胫神经和腓总神经分开一定距离之后才能在超声下鉴别。活动足可牵动腘窝内的神经纤维,可观察到胫神经和腓总神经形成"跷跷板征",有利于神经的鉴别。

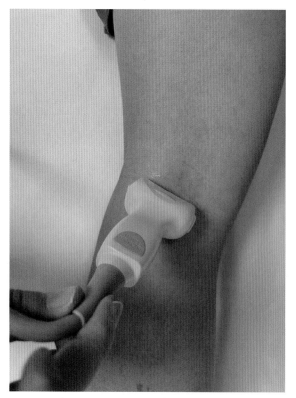

图7-22　坐骨神经短轴（腘窝）的体表定位

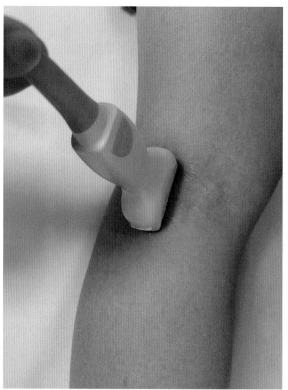

图7-23　坐骨神经长轴（腘窝）的体表定位

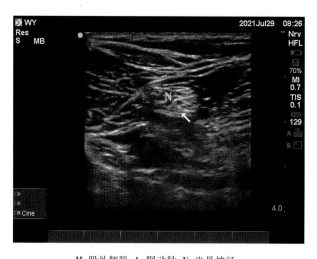

M.股外侧肌；A.腘动脉；N.坐骨神经。

图7-24　坐骨神经阻滞（腘窝）

✴ 临床应用

在腘窝进行坐骨神经阻滞,可应用于足趾、脚、踝关节的手术。联合隐神经或股神经阻滞可用于小腿手术。如果在膝关节以下用止血带,腘窝坐骨神经阻滞也可用于踝关节的大手术。膝关节以下较大的手术,外科医师通常选择在大腿用止血带,因此腘窝入路坐骨神经阻滞不合适。腘窝坐骨神经阻滞的运动阻滞平面在腘绳肌远端,因此患者可以保留屈膝功能。

第十二节 胫神经、腓肠神经、腓深神经阻滞

足由 5 支神经支配,其中 4 支发自坐骨神经,1 支发自股神经。踝部和足部手术时,必须阻滞坐骨神经在膝关节以下的 4 个分支(胫神经、腓肠神经、腓浅神经、腓深神经),股神经的分支隐神经也必须阻滞。

✴ 局部解剖

1. 胫神经 胫神经是坐骨神经的终末分支之一,支配足跟和足底感觉。在内踝后下方,胫神经分为足跟内侧支、足底内侧神经和足底外侧神经。有时在内踝上方可见足跟内侧支分出。胫神经位于胫后动脉的后方。内踝内侧由前至后依次为胫骨后肌腱、趾长屈肌腱、胫后动静脉、胫神经和踇长屈肌腱。足底内侧神经支配踇展肌、趾短屈肌、踇短屈肌和第 1 蚓状肌。足底内侧神经的感觉神经分布与手的正中神经相似,管理足底内侧面,包括甲床和足趾背侧的内侧三个半足趾。足底外侧神经支配跖方肌、小趾屈肌、踇展肌、骨间肌、三条蚓状肌和小趾展肌。足底外侧神经的感觉神经分布与尺神经相似,管理足底外侧,包括甲床和足趾背侧的外侧一个半足趾皮肤感觉。

2. 腓肠神经 腓肠神经的解剖变异很大。腓肠神经由发自胫神经的腓肠内侧皮神经和发自腓总神经的腓肠外侧皮神经的腓肠交通支构成。腓肠神经在小腿外侧位于小隐静脉附近的皮下组织内,与小隐静脉一起沿跟腱外侧缘下行,通过外踝和跟骨之间的间隙。自下绕过外踝后沿足外侧走行至小趾,称为足背外侧皮神经,与足背内侧皮神经之间有广泛的交通支。腓肠神经管理足外侧皮肤。由于腓肠神经只含有感觉纤维,因此通常用作神经活检。

3. 腓深神经 腓深神经是腓总神经的细小分支,发自腓总神经分叉处,在腓骨和腓骨长肌上半部之间向下、向内走行,在趾长伸肌深面到达小腿骨间膜前侧。腓深神经在小腿中段靠近胫前动脉,并与胫前动脉伴行向下直到踝关节前方,之后分为外侧终末支和内侧终末支。腓深神经支配胫骨前肌、趾长伸肌、腓骨长肌和踇长伸肌,其关节支分布到踝关节。通过踝关节后,腓深神经外侧支支配趾短伸肌和踇短伸肌,而内侧支分布于第 1 和第 2 足趾间的皮肤。

超声解剖

1.胫神经　观察胫神经的最佳位点为内踝和跟腱连线的中点。胫神经位于胫后动脉和胫后静脉的后方。胫骨后肌腱位于胫神经深面,其超声影像学特点与胫神经相似。胫后动脉两侧常常各有多支伴行静脉,动脉和两支静脉构成的图像有时非常像米老鼠的头和耳朵(图7-25)。

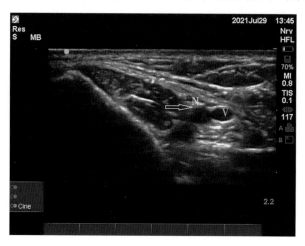

A.胫后动脉;V.胫后静脉;N.胫神经。

图7-25　胫神经(踝部)阻滞

2.腓肠神经　由于腓肠神经很细小,一般很难直接观察到。在膝关节下方用止血带可帮助观察小隐静脉。在外踝上方,腓肠神经位于小隐静脉附近的皮下组织内,位于腓骨短肌之后,跟腱之前。腓肠神经可位于小隐静脉前方或后方,有时有两支小隐静脉,而腓肠神经位于两支小隐静脉之间(图7-26)。在腓肠肌的内侧和外侧头间可观察到腓肠神经的胫神经支,该分支自腓肠肌穿出阔筋膜,之后进入小隐静脉附近的皮下组织,在小腿外侧皮下与来自腓总神经的分支汇合。当腓肠神经走行于皮下组织后,比较容易和肌腱鉴别。

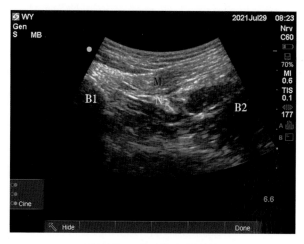

V.小隐静脉;A.腓动脉;N.腓肠神经。

图7-26　腓肠神经(踝部)阻滞

3. 腓深神经　由于腓深神经比较细小,因此在从腓总神经发出后的小腿近端很难直接被观察到。一般在踝关节上方胫骨表面可观察到腓深神经,腓深神经自内向外越过胫前动脉。腓深神经和胫前动脉位于胫骨和踇长伸肌之间,由于胫前动脉位置表浅且靠近胫骨,很容易被压闭,因此在观察胫前动脉时(图 7-27),探头不宜施加过大压力。腓深神经在超声下呈均一低回声结构,被高回声的脂肪和筋膜包绕。顺胫骨方向来回平行移动探头可以观察到腓深神经越过胫前动脉的图像(图 2-27)。

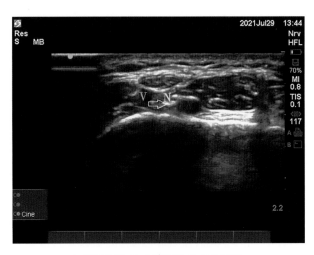

A. 胫前动脉;V. 大隐静脉;N. 腓深神经。

图 7-27　腓深神经(踝部)阻滞

临床应用

踝部神经阻滞可用于踝以下的足部手术,尤其适合门诊小手术麻醉。另外,脚踝神经阻滞也是一种术后镇痛的良好手段。通常超声只能鉴别 2 支有动脉伴行的深部神经(胫神经和腓深神经),而对于呈高度树枝状分布的表浅神经,需要采用局部浸润的方式阻滞(如隐神经、腓肠神经和腓浅神经)。

参考文献

[1]朱长庚. 神经解剖学[M]. 2版. 北京:人民卫生出版社,2009.

[2]丁文龙,刘学政. 系统解剖学[M]. 9版. 北京:人民卫生出版社,2021.

[3]田玉科,梅伟. 超声定位神经阻滞图谱[M]. 北京:人民卫生出版社,2011.

[4]斯图尔特·A. 格雷特,大卫·B. 奥勇. 超声引导区域麻醉[M]. 郭瑞君,主译. 天津:天津科技翻译出版有限公司,2017.

[5]MICHAEL F M,CHRISTOPHER M B,SUSAN B M,et al. 实用区域麻醉技术[M]. 4版. 王俊科,主译. 北京:科学出版社,2011.

[6]ADMIR H,ANA M,ANGELA L B,et al. 外周神经阻滞与超声介入解剖[M]. 3版. 李泉,陈志霞,译. 北京:北京大学医学出版社,2023.

[7]ADMIR H,JERRY D V. 周围神经阻滞原理与实践[M]. 薛富善,主译. 北京:人民卫生出版社,2006.

[8]商丽华,王翔宇,肖甄男,等. 超声引导下前锯肌平面阻滞的研究进展[J]. 中国医师进修杂志,2018,41(3):277-279.

[9]平斯妍,刘丹彦. 超声引导下胸椎旁神经阻滞的研究进展[J]. 现代临床医学,2016,42(1):12-14.

[10]杨歌,周华成. 超声引导下腰椎注射技术的研究进展[J]. 中国疼痛医学杂志,2015,21(5):371-373.

[11]任伟靖,王方永,洪毅,等. 超声引导下腰椎注射技术相关研究进展[J]. 中国脊柱脊髓杂志,2019,29(11):1027-1032.

[12]柴彬,詹利,王茂,等. 髂筋膜间隙阻滞研究进展[J]. 临床外科杂志,2020,28(10):996-998.

[13]张森兵,安池冰,阎文军. 超声引导下髋关节囊周围神经阻滞的研究进展[J]. 临床麻醉学杂志,2022,38(8):869-873.

[14]邹锋,肖静,陈军,等. 骶丛解剖与超声引导阻滞技术进展[J]. 国际麻醉学与复苏杂志,2021,42(5):515-518.

[15]王升艳,邱情,姚益冰,等. 阴部神经阻滞的临床应用进展[J]. 浙江医学,2022,44(6):661-666.